Künstliche Intelligenz, Robotik und autonome Systeme
in der Gesundheitsversorgung

Schriften zu Gesundheitsökonomie und Gesundheitsmanagement

Herausgegeben von
Prof. Dr. Manfred Erbsland
und
Prof. Dr. Eveline Häusler

Mit freundlicher Unterstützung
des Förderverein Gesundheitsökonomie
an der Hochschule
Ludwigshafen am Rhein e.V.

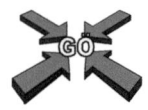

Heinrich Hanika (Hrsg.)

Künstliche Intelligenz, Robotik und autonome Systeme in der Gesundheitsversorgung

Verlag Wissenschaft & Praxis

Bibliografische Information der Deutschen Nationalbibliothek

Die Deutsche Nationalbibliothek verzeichnet diese Publikation in der Deutschen Nationalbibliografie; detaillierte bibliografische Daten sind im Internet über http://dnb.d-nb.de abrufbar.

ISBN 978-3-89673-759-5

© Verlag Wissenschaft & Praxis
Dr. Brauner GmbH 2020
D-75447 Sternenfels, Nußbaumweg 6
Tel. +49 7045 930093 Fax +49 7045 930094
verlagwp@t-online.de www.verlagwp.de

Alle Rechte vorbehalten

Das Werk einschließlich aller seiner Teile ist urheberrechtlich geschützt. Jede Verwertung außerhalb der engen Grenzen des Urheberrechtsgesetzes ist ohne Zustimmung des Verlages unzulässig und strafbar. Das gilt insbesondere für Vervielfältigungen, Übersetzungen, Mikroverfilmungen und die Einspeicherung und Verarbeitung in elektronischen Systemen.

Druck und Bindung: Esser printSolutions GmbH, Bretten

Vorwort

Unter dem Motto „Künstliche Intelligenz, Robotik und autonome Systeme in der Gesundheitsversorgung" thematisierten Experten an der Hochschule für Wirtschaft und Gesellschaft Ludwigshafen Perspektiven und Herausforderungen der neuen Technologien in der Gesundheitsversorgung vor einem breit gefächerten Fachpublikum.

Am 26. Oktober 2018 fand in der Aula der Hochschule für Wirtschaft und Gesellschaft Ludwigshafen eine Tagung statt, welche sowohl zahlreiche Zukunftserwartungen als auch vielfältige Zukunftsherausforderungen bündelte. Auf der Grundlage der Vorträge wurde dieser Tagungsband verfasst. Die Referenten haben hierzu entsprechende Beiträge zugesandt.

An den 15. Gesundheitsökonomischen Gesprächen nahmen weit über 100 interessierte Gäste aus allen Sektoren des Gesundheitswesens teil. Vorträge und Diskussionen zeigten die Chancen und Risiken auf, die mit dem Potenzial von neuen Technologien einhergehen. Technologien, die anscheinend nur darauf warten, eine neue industrielle Revolution auch in der Gesundheitsversorgung zu entfesseln.

Eröffnet wird der Band durch einen Beitrag von Heinrich Hanika über „Die Zukunft des Menschen". Er zeigt insbesondere am Beispiel der humanoiden Roboterfrau Sophia deren weit fortgeschrittenen Fähigkeiten auf und geht auf mögliche Haftungskonzepte jetzt und in der Zukunft ein. Vor allem befasst er sich mit der Frage des Rechtsstatus von Robotern, welche die Rechtsordnung vor neue Herausforderungen stellt. Hierbei erläutert er, dass autonom entscheidenden Robotern, welche mit künstlicher Intelligenz ausgestattet sind, zukünftig der Status einer „elektronischen Person" (engl. e-person) verliehen werden und diese als rechtlich relevante neue Entität eingestuft werden könnten.

Martina Niemeyer, Vorstandsvorsitzende der AOK – Die Gesundheitskasse in Rheinland-Pfalz/Saarland, verfasste den Beitrag „Neue Technologien aus Sicht der Leistungsträger" und stellt aktuelle Lösungsmodelle der Künstlichen Intelligenz zur erfolgreichen Vernetzung des Gesundheitswesens vor. Hierzu zählen z. B. die Potenziale von Wearables und Smart Watches, verschiedene Formen von E-Health, Telemedizin und deren Refinanzierung sowie Roboter in der Altenpflege.

Michael Brucksch, CEO, DHI-Deutsches Hochschul-Institut, befasste sich in seinem Beitrag mit der Thematik „Dr. Algorithmus – Zukunft der Medizin-Medizin der Zukunft". Hierbei sieht er Künstliche Intelligenz und Robotik als Innovationstreiber in der Medizin. Diese stellen Elemente der Digitalisierung dar und verbessern die diagnostische sowie therapeutische Versorgung. Eine intelligente Datenerfassung in Kombination mit KI-Plattformen ist bereits jetzt treibender Bestandteil neuer Technologien. Er weist darauf hin, dass KI mit Big Data in der Medizin auch einen erheblichen Wirtschaftsfaktor darstellt.

Volkhardt Klein, Senior Expert Insurance, SAP Deutschland SE & Co. KG, zeigt anhand von Beispielen aus der Industrie auf, wie menschliche Entscheidungen durch KI sicherer werden können, und geht auf die Themenkomplexe „maschinelles Lernen", „Deep Learning-Algorithmen", „Periodensystem der KI", „Industrie 4.0" sowie „Daimler's Future Factory 56" ein. Im Weiteren überträgt er die Beispiele aus der Industrie als Anwendungsfälle in die Gesundheitsversorgung für Diagnose, Therapie, Nachsorge, Pflegerobotik, Ausbildung und Training.

Herr Niels Will, Gesundheitswissenschaftler, in Vertretung von Frank Kirchner, Universität Bremen, Deutsches Forschungszentrum für Künstliche Intelligenz GmbH (DFKI), Leitung Robotics Innovation Center, erläutert unter dem Thema „Assistenz- und Rehabilitationssysteme" die aktuelle KI-Forschung um und mit Robotern. Er zeigt Computer mit „Augen, Ohren und Verstand" zur Anwendung im medizinischen Kontext am Beispiel von Assistenz- und Rehabilitationssystemen, wie lernenden Robotern und Exoskeletten.

Herr Emilio Fioranelli, Medizincontroller am Pfalzklinikum Klingenmünster für Psychiatrie und Neurologie AdöR, behandelt die Thematik von „Künstliche Intelligenz, Robotik sowie autonome Systeme in der Pflege aus ethischer, gesundheitsökonomischer und rechtlicher Sicht". Hierbei zeigt er die verschiedenen Einsatzfelder für Pflegeroboter auf und verdeutlicht anhand von

Experteneinschätzungen, dass durch die Einführung von Pflegeroboter tiefgreifende Veränderungen auf ethischen, gesundheitsökonomischen und rechtlichen Gebieten für die Pflege entstehen werden. Aus ethischer Sichtweise steht daher vor allem der moralische Aspekt eines Einsatzes von Robotern in der Pflege im Vordergrund. Die Gesundheitsökonomie muss sich somit vorrangig mit Kosten-Nutzen-Analysen und der Finanzierung von Pflegerobotern beschäftigen, während auf Basis der rechtlichen Untersuchung vor allem die Bereiche Haftungsrecht, Datenschutzrecht und Cybersicherheit eine wichtige Rolle einnehmen.

Frau Heike Arend, Geschäftsführerin Zukunftsinitiative Rheinland-Pfalz (ZIRP), vertieft das Themenfeld „Intelligente Gesellschaft: KI als Instrument". Hierbei lenkt sie einen generalistischen Blick auf die intelligente Gesellschaft, KI in Wirtschaft und Alltag sowie die zunehmende Akzeptanz von KI.

Klaus Wiegerling, KIT Karlsruher Institut für Technologie, Institut für Technikfolgenabschätzung und Systemanalyse (ITAS), geht in seinem Beitrag kritisch auf die „Ethischen Folgen der digitalen Transformation im Gesundheitswesen" ein. Er macht deutlich, dass die Digitalisierung des Gesundheitswesens Auswirkungen auf alle Felder des Lebens und unser Selbstverständnis hat. Insbesondere werden die Grenzen der medizinischen Praxis mit Hilfe der KI erweitert und der Gesunde als Kunde entdeckt.

Die Selbstoptimierung wie auch intelligente Implantate bringen eine permanente Überwachung von Vitaldaten mit sich. Es entstehen Missbrauchsmöglichkeiten von Daten, Gefährdung von Persönlichkeitsrechten sowie eine digitale Entmündigung von Gesunden und Kranken.

Auch wenn Frau Helma M. Bleses bei den Gesundheitsökonomischen Gesprächen nicht persönlich anwesend sein konnte, hat Sie uns mit ihrem Beitrag zu dem Themenfeld „Neue Technologien aus Sicht der Pflege" eine wichtige Ergänzung hinzugefügt. Sie gibt Einblick in die Forschung zu Voraussetzungen und Auswirkungen so genannter Telepräsenz-Roboter im häuslichen Lebens- und Pflegearrangement von Personen mit Demenz.

Ohne die Tagungsreihe der Gesundheitsökonomischen Gespräche wäre dieser Band nicht zustande gekommen. Deshalb gilt auch ein besonderer Dank den Veranstaltern, Eveline Häusler, Elke Raum sowie Manfred Erbsland mit dem Institut für Management, Ökonomie und Versorgung im Gesundheitsbereich – IMÖVG für die langjährige wissenschaftliche Leitung, sowie dem Team der Hochschule für Wirtschaft und Gesellschaft Ludwigshafen, das eine Durchführung erst ermöglicht hat. Stellvertretend genannt seien hier Frau Monika Bergmann, Geschäftsführerin des Studienganges Gesundheitsökonomie im Praxisverbund (GiP), Hochschule für Wirtschaft und Gesellschaft Ludwigshafen sowie die tatkräftige Unterstützung durch Frau Simone Kuhn und Frau Annette Gramer und ein engagiertes, studentisches Organisationsteam.

Die Tagungsreihe sowie dieser Band werden durch den Förderverein Gesundheitsökonomie an der Hochschule Ludwigshafen e.V. gefördert.

Ludwigshafen am Rhein, im September 2019

Heinrich Hanika

Genderhinweis: Für bessere Lesbarkeit haben wir auf gendersensible Sprache verzichtet. Dies impliziert keine Benachteiligung der nicht genannten Geschlechter.

Inhalt

VORWORT 5

INHALT 9

Heinrich Hanika
DIE ZUKUNFT DES MENSCHEN: KÜNSTLICHE INTELLIGENZ, ROBOTIK
UND AUTONOME SYSTEME IN DER GESUNDHEITSVERSORGUNG 11

Heike Arend
DIE INTELLIGENTE GESELLSCHAFT – KI ALS INSTRUMENT 31

Michael Brucksch
KI UND ROBOTIK ALS INNOVATIONSTREIBER IN DER MEDIZIN 43

Helma M. Bleses | Matthias Dammert
NEUE TECHNOLOGIEN AUS SICHT DER PFLEGEWISSENSCHAFT 55

Volkhardt H. Klein
DIE KI-WELLE AN DEN PFORTEN DES GESUNDHEITSWESENS –
UND HINDURCH? 85

Niels Will | Elsa Andrea Kirchner | Frank Kirchner
KÜNSTLICHE INTELLIGENZ UND ROBOTERGESTÜTZTE
REHABILITATION 101

EMILIO FIORANELLI
KÜNSTLICHE INTELLIGENZ, ROBOTIK SOWIE AUTONOME SYSTEME
IN DER PFLEGE AUS ETHISCHER, GESUNDHEITSÖKONOMISCHER
UND RECHTLICHER SICHT 129

MARTINA NIEMEYER | STEFAN EDINGER
NEUE TECHNOLOGIEN AUS SICHT DER LEISTUNGSTRÄGER 161

KLAUS WIEGERLING
ETHISCHE FOLGEN DER DIGITALEN TRANSFORMATION IM
GESUNDHEITSWESEN 183

AUTOREN/HERAUSGEBER 201

Heinrich Hanika

Die Zukunft des Menschen: Künstliche Intelligenz, Robotik und autonome Systeme in der Gesundheitsversorgung

1. Einleitung
2. Pflegeroboter und Recht
3. Elektronische Person, Staatsbürger, menschenähnlicher Status?!
4. Risikofolgenabschätzung
5. Fazit
6. Literatur

Stichwörter: Elektronische Person, Künstliche Intelligenz, menschenähnlicher Status, Pflegeroboter, Risikofolgenabschätzung, Staatsbürger.

Zusammenfassung: Viele Menschen haben eine ambivalente Beziehung zu den vielschichtigen Rechts- und Themenfeldern der Künstlichen Intelligenz, Robotik und den autonomen Systemen in der Pflege. Einerseits sind die Chancen und Optionen der neuen Technologien äußerst positiv, andererseits lassen die vielfältigen Risiken kritisch zweifeln. Jedoch muss in jedem Fall die Akzeptanz der Bevölkerung, der Verbraucher, der Kunden sowie der Patienten etc. für den Megatrend der Künstlichen Intelligenz, Robotik und den autonomen Systemen in der Pflege gewonnen werden. Im Ergebnis geht es darum, wie zukünftig der Wohlstand gerecht verteilt werden soll, wie die Vorteile der neuen Technologien für Patienten und die Gesundheitsversorgung nutzbar gemacht und die Nachteile minimiert werden können und wie wir uns ethisch verantwortungsbewusst verhalten.

1 Einleitung[1]

"Die Menschheit kann erblühen, wie nie zuvor" (Tegmark 2018).

Akteure und Verantwortliche in der Pflege müssen sich mit Thematiken wie Künstliche Intelligenz (KI), Robotik, autonome Systeme einschließlich Pflegeroboter, rechtliche Einordnungen wie neue Entitäten, z. B. elektronische Personen, Staatsbürger, menschenähnlicher Status sowie Haftungsrecht und Haftungskonzepte einschl. Haftungszuweisung an Betreiber, Hersteller und Roboter sowie Risikofolgenabschätzung auseinandersetzen (Hanika 2018).

Die Erwartungen und Hoffnungen an die Themenfelder Künstliche Intelligenz, Robotik und autonome Systeme allgemein sind riesig. Dies zeigen auch die Eckpunkte der Bundesregierung für eine Strategie Künstliche Intelligenz (Bundesregierung 2018). Ziele und Handlungsfelder sind hiernach:

- Durch Künstliche Intelligenz soll der Wohlstand steigen.
- Der Nutzen für Bürgerinnen und Bürger soll im Fokus stehen.

---

[1] Dieser Beitrag stellt eine allgemeine unverbindliche Information dar. Die Inhalte spiegeln die Auffassung von Prof. Dr. H. Hanika im Zeitpunkt des Beitrages wider. Die Thematiken Künstliche Intelligenz, Robotik und autonome Systeme unterliegen einem raschen und fortwährenden Wandel, so dass alle Ausführungen immer nur dem Wissensstand zum Zeitpunkt der Ausführungen entsprechen können. Obwohl die Informationen mit großer Sorgfalt erstellt wurden, besteht kein Anspruch auf und keinerlei Gewähr für sachliche Richtigkeit, Vollständigkeit, Korrektheit, Qualität und/oder Aktualität. Insbesondere kann dieser Beitrag nicht den besonderen Umständen des Einzelfalles Rechnung tragen. Eine Verwendung liegt daher in der eigenen Verantwortung des Nutzers. Dieser Vortrag stellt auch keine Rechtsberatung dar. Haftungsansprüche gegen den Verfasser, die sich auf Schäden materieller oder immaterieller Art beziehen, welche durch die Nutzung oder Nichtnutzung der dargebotenen Informationen bzw. durch die Nutzung fehlerhafter oder unvollständiger Informationen verursacht wurden, sind grundsätzlich ausgeschlossen. Es wird empfohlen, den vorliegenden Beitrag (Stand: 05.03.2019) im Einzelfall auf den jeweiligen Stand der Rechtsentwicklung hin zu überprüfen.

Weiterhin wird dem Leser grundsätzlich empfohlen ggf. Rücksprache mit zuständigen Aufsichtsbehörden, Landespflegekammern, Bundesverbänden, Gesellschaften, Fachanwälten, weiteren Rechtskundigen, Steuerberatern, Berufshaftpflichtversicherungen sowie spezialisierten Experten und Behörden zu nehmen und im jeweiligen individuellen Einzelfall die Nutzung von Künstlicher Intelligenz, Robotik und autonomer Systeme in der Gesundheitsversorgung abzuklären.

- Strukturwandel gestalten.
- Ausbildung stärken und Fachkräfte/Experten gewinnen.
- Gründungsdynamik wecken und zum Erfolg führen.
- Ordnungsrahmen anpassen und Rechtssicherheit gewährleisten.
- Standards setzen.
- IT-Systeme sollen sicher sein.
- Zusammenarbeit in Europa, insb. mit Frankreich.
- Ethische Leitlinien/"Menschenzentrierte KI" (Datenethikkommission, 5.9.2018).
- Mehr Lehrstühle für KI.
- Forschung in Deutschland und Europa stärken, um Innovationstreiber zu sein.

Die Eckpunkte für eine Strategie Künstliche Intelligenz wurden auf dem Digital-Gipfel 2018 in Nürnberg öffentlich vorgestellt und verstehen sich als Handlungsrahmen der Bundesregierung. Anfang 2020 soll die Strategie weiterentwickelt und beim Fortschreiben den neuesten Entwicklungen und Bedarfen angepasst werden.

Mit dem Bundeshaushalt 2019 stellt der Bund in einem ersten Schritt insgesamt 500 Mio. Euro zur Verstärkung der KI-Strategie für 2019 und die Folgejahre zur Verfügung. Bis einschließlich 2025 will der Bund insgesamt etwa 3 Mrd. Euro für die Umsetzung der Strategie zur Verfügung stellen. Die Hebelwirkung dieses Engagements auf Wirtschaft, Wissenschaft und Länder soll mindestens zur Verdoppelung dieser Mittel führen.

Die Strategieziele lauten:

1. „Wir wollen Deutschland und Europa zu einem führenden KI-Standort machen und so zur Sicherung der künftigen Wettbewerbsfähigkeit Deutschlands beitragen.
2. Unser Ziel ist eine verantwortungsvolle und gemeinwohlorientierte Entwicklung und Nutzung von KI.

3. Wir werden im Rahmen eines breiten gesellschaftlichen Dialogs und einer aktiven politischen Gestaltung KI ethisch, rechtlich, kulturell und institutionell in die Gesellschaft einbetten."

2 Pflegeroboter und Recht

Am Beispiel der neuen Technologie des Pflegeroboters zeigt sich, dass die aktuellen Regelungssysteme neu überdacht werden müssen (Fioranelli 2017, S. 50ff. mit weiteren Nachweisen). Künstliche Intelligenz, Roboter, autonome Systeme und Software entkoppeln Kausalitäts- und Entscheidungszusammenhänge von menschlichen Handlungen und stellen somit das Recht vor neue Herausforderungen (Haustein 2013).

Die Europäische Union plant bereits ein Roboterrecht (Nördinger 2017). Die EU will einen neuen Rechtsrahmen betreffend Haftung, Datenschutz und Roboterregister, die EU für intelligente Robotik. Maschinen könnten schon in naher Zukunft selbstständige Entscheidungen treffen.

Der Rechtsausschuss des Europäischen Parlaments bearbeitet die „zivilrechtlichen Regelungen im Bereich Robotik" und hat einen entsprechenden Berichtsentwurf vorgelegt. Das Europäische Parlament hat dem Berichtsentwurf zugestimmt. In dem Berichtsentwurf werden Haftungsfragen, Datenschutz sowie soziale und ethische Aspekten der Anwendung intelligenter Robotik behandelt (Europäische Parlament 2017).

In dem ENTWURF EINER ENTSCHLIESSUNG DES EUROPÄISCHEN PARLAMENTS mit Empfehlungen an die Kommission zu zivilrechtlichen Regelungen im Bereich Robotik wird einleitend insbesondere Folgendes ausgeführt:

> A. in der Erwägung, dass vom klassischen Pygmalion-Mythos der Antike über Frankensteins Monster von Mary Shelley und der Prager Golem-Legende bis zum „Roboter" von Karel Čapek, der dieses Wort geprägt hat, Menschen über die Möglichkeit fantasiert haben, intelligente Maschinen zu bauen – in den meisten Fällen Androiden mit menschlichen Zügen;

B. in der Erwägung, dass die Menschheit mittlerweile an der Schwelle einer Ära steht, in der immer ausgeklügeltere Roboter, Bots, Androiden und sonstige Manifestationen künstlicher Intelligenz („KI") anscheinend nur darauf warten, eine neue industrielle Revolution zu entfesseln, die wahrscheinlich keine Gesellschaftsschicht unberührt lassen wird, und es daher für Gesetzgeber von entscheidender Bedeutung ist, sich mit den rechtlichen und ethischen Implikationen und Folgen dieser Entwicklung zu befassen, ohne Innovationen abzuwürgen;

C. in der Erwägung, dass es notwendig ist, eine allgemein anerkannte Begriffsbestimmung für den Begriff des Roboters und der KI zu finden, die flexibel ist und Innovationen nicht behindert;

D. in der Erwägung, dass sich das durchschnittliche Wachstum beim Verkauf von Robotern zwischen 2010 und 2014 auf 17% pro Jahr belief und sich der Umsatz im Jahr 2014 um 29% steigerte, was im Jahresvergleich der höchsten Umsatzsteigerung entspricht, die je beobachtet wurde, und die wichtigsten Triebkräfte für dieses Umsatzwachstum die Automobilteilzulieferer und die Elektro-/Elektronikbranche waren, und in der Erwägung, dass sich die Patentanmeldungen für Robotiktechnologie in den letzten zehn Jahren verdreifacht haben;

E. in der Erwägung, dass die Beschäftigungszahlen in den letzten 200 Jahren aufgrund der technologischen Entwicklung unentwegt zugenommen haben; in der Erwägung, dass die Entwicklung der Robotik und der KI möglicherweise das Potenzial hat, Leben und Arbeitsmethoden zu verändern, das Maß an Effizienz und Sicherheit zu erhöhen und das Dienstleistungsangebot zu verbessern, und die Robotik und KI mittel- und langfristig nicht nur in den Bereichen Produktion und Handel, sondern auch in solchen Bereichen wie Verkehr, Gesundheits- und Rettungswesen, Bildung und Landwirtschaft, Effizienzvorteile und Kosteneinsparungen bringen werden, und es gleichzeitig möglich machen, dass Menschen keinen gefährlichen Bedingungen mehr ausgesetzt werden müssen, wie zum Beispiel bei der Reinigung von mit Giftstoffen kontaminierten Standorten;

F. in der Erwägung, dass die Alterung der Bevölkerung die Folge einer gestiegenen Lebenserwartung ist, die den verbesserten Lebensbedingungen

Die Zukunft des Menschen 17

und dem Fortschritt in der modernen medizinischen Versorgung zu verdanken ist und zu den größten politischen, sozialen und wirtschaftlichen Herausforderungen für die europäischen Gesellschaften im 21. Jahrhundert gehört; in der Erwägung, dass bis 2025 über 20% der Europäer 65 Jahre oder älter sein werden und die Zahl der Personen über 80 Jahren besonders deutlich zunehmen wird, was zu einer grundlegenden Änderung des Gleichgewichts zwischen den Generationen innerhalb unserer Gesellschaft führen wird, und es im Interesse der Gesellschaft liegt, dass ältere Menschen möglichst lange gesund und aktiv bleiben;

G. in der Erwägung, dass sich gegenwärtig eine langfristige Tendenz der Entwicklung von intelligenten und autonomen Maschinen mit der Fähigkeit zum unabhängigen Erlernen und zur unabhängigen Entscheidungsfindung abzeichnet, die nicht nur mit wirtschaftlichen Vorteilen, sondern auch mit einer Vielzahl von Bedenken hinsichtlich der unmittelbaren und mittelbaren Folgen für die Gesellschaft in ihrer Gesamtheit verbunden ist;

H. in der Erwägung, dass maschinelles Lernen der Gesellschaft durch eine deutliche Verbesserung der Datenanalysefähigkeit enorme wirtschaftliche und innovationsbezogene Vorteile bietet, aber auch Herausforderungen im Zusammenhang mit der Durchsetzung von Nichtdiskriminierung, ordnungsgemäßen Verfahren, Transparenz und der Verständlichkeit der Entscheidungsfindung mit sich bringt;

I. in der Erwägung, dass ebenso auch Bewertungen des wirtschaftlichen Wandels und der Folgen für die Beschäftigung aufgrund von Robotik und maschinellem Lernen vorgenommen werden müssen; in der Erwägung, dass die Umsetzung der Robotik trotz der unleugbaren Vorteile, die diese mit sich bringt, einen Wandel des Arbeitsmarkts bewirken und es dementsprechend erforderlich werden könnte, über die Zukunft der Bildung, Beschäftigung und Sozialpolitik nachzudenken;

J. in der Erwägung, dass der verbreitete Einsatz von Robotern möglicherweise nicht automatisch zu einem Ersatz von Arbeitskräften führt, sondern dazu, dass geringer qualifizierte Arbeitsplätze in arbeitsintensiven Branchen eher durch die Automatisierung gefährdet sind; in der Erwägung, dass Herstellungsprozesse durch diesen Trend in die EU zurückverlagert werden könnten; in der Erwägung, dass die Forschung ergeben hat, dass die Beschäftigung in Berufen deutlich stärker zunimmt, in denen Computer häufiger zum Einsatz kommen; in der Erwägung, dass die Automatisierung von Arbeitsplätzen die Möglichkeit bietet, Menschen von manueller monotoner Arbeit zu befreien, und es ihnen gestattet, sich kreativeren und sinnvolleren Aufgaben zuzuwenden; in der Erwägung, dass die Regierungen im Hinblick auf die Automatisierung in Bildung und weitere Reformen investieren müssen, um den Neuerwerb der Arten von Qualifikationen zu verbessern, die die Arbeitnehmer von morgen benötigen werden;

K. in der Erwägung, dass die Entwicklung der Robotik und der KI gleichzeitig dazu führen könnte, dass ein Großteil der Arbeiten, die heute von Menschen erledigt werden, in Zukunft von Robotern übernommen werden, ohne dass die verlorenen Arbeitsplätze vollständig ersetzt werden, was Fragen zur Zukunft der Beschäftigung und der Tragfähigkeit der Sozialhilfe- und Sozialversicherungssysteme sowie der mangelnden kontinuierlichen Rentenbeitragszahlungen aufwirft, wenn die derzeitige Besteuerungsgrundlage beibehalten wird, und was das Potenzial für eine zunehmende Ungleichheit bei der Verteilung von Wohlstand und Einfluss schafft, während die Möglichkeit zur Besteuerung einer von einem Roboter ausgeführten Tätigkeit bzw. die Zahlung von Gebühren für die Nutzung und Haltung pro Roboter im Rahmen einer Finanzierung zur Unterstützung und Umschulung von Arbeitslosen, deren Stellen abgebaut bzw. abgeschafft worden sind, überprüft werden sollte, um den sozialen Zusammenhalt und die Wohlfahrt zu bewahren;

L. in der Erwägung, dass es angesichts der zunehmenden Spaltung der Gesellschaft bei einer zugleich schrumpfenden Mittelschicht im Zuge der Weiterentwicklung der Robotik zu einer starken Konzentration von Reichtum und Einfluss in den Händen einer Minderheit kommen kann;

M. in der Erwägung, dass die Entwicklung der Robotik und KI definitiv einen Einfluss auf die Gestaltung von Arbeitsplätzen ausüben wird, wodurch möglicherweise neue haftungsrechtliche Bedenken entstehen und andere beseitigt werden; in der Erwägung, dass – für den Fall, dass Notfälle oder

Probleme auftreten – die rechtliche Verantwortung sowohl aus Sicht der Unternehmer als auch für die Arbeitnehmerseite geklärt werden muss;

N. in der Erwägung, dass es aufgrund des Trends zur Automatisierung erforderlich ist, dass diejenigen, die an der Entwicklung und dem Inverkehrbringen von KI-Anwendungen beteiligt sind, Sicherheit und Ethik von Anfang an darin einfließen lassen und mithin anerkennen, dass sie darauf vorbereitet sein müssen, die rechtliche Haftung für die Qualität der von ihnen hergestellten Technologie zu übernehmen;

O. in der Erwägung, dass mit der Verordnung (EU) 2016/679 des Europäischen Parlaments und des Rates (Datenschutz-Grundverordnung) ein rechtlicher Rahmen für den Schutz personenbezogener Daten festgelegt wurde; in der Erwägung, dass es nach wie vor datenschutzrechtliche Bedenken geben könnte, wenn Anwendungen und Geräte sowohl untereinander als auch mit Datenbanken ohne jegliches menschliches Eingreifen kommunizieren, und daher möglicherweise noch weitere Aspekte des Datenzugangs und des Schutzes personenbezogener Daten und der Privatsphäre geklärt werden müssen;

P. in der Erwägung, dass die Entwicklungen in der Robotik und der KI so gestaltet sein können und müssen, dass damit die Würde, die Autonomie und die Selbstbestimmung der einzelnen Person gewahrt bleiben, insbesondere in den Bereichen der Pflege durch Menschen und der Gesellschaft des Menschen sowie im Zusammenhang mit medizinischen Geräten, der „Reparatur" oder der „Optimierung" von Menschen;

Q. in der Erwägung, dass letzten Endes die Möglichkeit besteht, dass die KI langfristig die intellektuellen Fähigkeiten des Menschen überflügeln könnte;

R. in der Erwägung, dass sich die weitere Entwicklung und der vermehrte Einsatz einer automatisierten und auf Algorithmen basierenden Entscheidungsfindung zweifellos auf die bevorzugten Auswahlmöglichkeiten von Privatpersonen (wie beispielsweise Unternehmen oder Internetnutzern) und Verwaltungs-, Justiz- oder sonstigen Behörden bei ihren endgültigen Entscheidungen im Hinblick auf Verbraucher-, Unternehmens- oder Regelungsfragen auswirkt; in der Erwägung, dass Schutzvorrichtungen und die

Möglichkeit der Steuerung und Überprüfung durch den Menschen in Prozesse der automatisierten und auf Algorithmen basierenden Entscheidungsfindung integriert sein müssen;

S. in der Erwägung, dass mehrere ausländische Gerichtsbarkeiten, darunter die Vereinigten Staaten von Amerika, Japan, China und Südkorea, derzeit regulatorische Maßnahmen im Hinblick auf Robotik und KI in Erwägung ziehen bzw. solche Maßnahmen in einem bestimmten Umfang bereits ergriffen haben, und einige Mitgliedstaaten ebenfalls damit begonnen haben, über eine mögliche Ausarbeitung gesetzlicher Normen oder über mögliche Änderungen der Gesetzgebung nachzudenken, um der aufkommenden Anwendung solcher Technologien Rechnung zu tragen;

T. in der Erwägung, dass die europäische Industrie aus einem wirksamen, einheitlichen und transparenten Konzept zur Regulierung auf EU-Ebene Nutzen ziehen könnte, mit dem vorhersehbare und hinreichend klare Bedingungen vorgegeben werden, in deren Rahmen Unternehmen Anwendungen entwickeln und ihre Geschäftsmodelle in europäischem Maßstab planen könnten, während gleichzeitig dafür Sorge getragen wird, dass die EU und ihre Mitgliedstaaten die Kontrolle über die regulatorischen Standards behalten, die festgesetzt werden müssen, und dadurch nicht gezwungen sind, Standards anzunehmen und nach ihnen zu leben, die von anderen (nämlich Drittstaaten, die an vorderster Front der Entwicklung von Robotern und KI stehen) festgesetzt worden sind;

Die Kommission wird bezüglich „der Entwicklung der Robotik und der Künstlichen Intelligenz zur zivilen Nutzung" insbesondere aufgefordert, „gemeinsame unionsweite Begriffsbestimmungen für cyber-physische Systeme, autonome Systeme, intelligente autonome Roboter und deren Unterkategorien festzulegen, und dabei den folgenden Eigenschaften intelligenter Roboter Rechnung zu tragen:

- Erlangung von Autonomie über Sensoren und/oder über den Datenaustausch mit ihrer Umgebung (Interkonnektivität) und die Bereitstellung und Analyse dieser Daten

- Fähigkeit zum Selbstlernen durch Erfahrung und durch Interaktion (optionales Kriterium)
- mindestens eine minimale physische Unterstützung
- Fähigkeit, ihr Verhalten und ihre Handlungen an ihre Umgebung anzupassen
- keine Lebewesen im biologischen Sinn;" (Europäisches Parlament 2015).

Im Anschluss hieran folgen weitere Ausführungen und Erwägungen zu/-r allgemeinen Grundsätzen, Haftung, allgemeinen Grundsätzen bezüglich der Entwicklung der Robotik und der Künstlichen Intelligenz zur zivilen Nutzung, Forschung und Innovation, ethischen Grundsätzen, einer europäischen Agentur, Rechten des geistigen Eigentums und Datenfluss, Standardisierung und Sicherheit, autonomen Verkehrsmittel, Drohnen, Pflegeroboter, medizinische Roboter, Reparatur und Optimierung des Menschen, Bildung und Beschäftigung, Umweltauswirkungen, Haftung sowie zu internationalen Aspekten.

Auch die Gesundheitswirtschaft ist hiervon betroffen.

In dem ENTWURF EINER ENTSCHLIESSUNG DES EUROPÄISCHEN PARLAMENTS (Europäisches Parlament 2015) wird zu Pflegerobotern

- betont, „dass die Forschung und Entwicklung im Bereich der Roboter für die Gesundheitsversorgung älterer Menschen im Laufe der Zeit in größerem Maße Einzug in den Alltag gehalten hat und günstiger geworden ist und dass stärker funktionsbezogene Produkte entwickelt werden, die von mehr Nutzern akzeptiert werden",
- hingewiesen „auf die große Anwendungsbandbreite derartiger Technologien, die älteren Menschen, Menschen mit Behinderungen und an Demenz erkrankten oder an kognitiven Störungen und Gedächtnisverlust leidenden Personen Möglichkeiten für die Vorsorge, Unterstützung, Überwachung, Stimulation und Begleitung bieten",
- weiterhin darauf hingewiesen, „dass zwischenmenschlicher Kontakt einer der grundlegenden Aspekte der Pflege des Menschen ist;"
- die Auffassung vertreten, „dass ein Ersetzen des Faktors Mensch durch Roboter die Pflegepraxis entmenschlichen könnte",

- aber andererseits darauf hingewiesen, „dass Roboter die Durchführung automatisierter Pflegeaufgaben unterstützen und die Arbeit der Pflegekräfte erleichtern könnten und zugleich die menschliche Pflege verbessern und gezieltere Rehabilitationsmaßnahmen ermöglichen, sodass dem medizinischen Personal und den Pflegekräften mehr Zeit für die Diagnosestellung und eine bessere Planung der Behandlungsoptionen bleibt",
- hervorgehoben, „dass die Robotik zwar das Potenzial hat, die Mobilität und Integration von Menschen mit Behinderungen und älteren Personen zu verbessern, menschliche Pflegekräfte aber immer noch gebraucht werden und für die Betroffenen weiterhin einen wichtigen und nicht vollständig ersetzbaren sozialen Bezugspunkt darstellen werden".

Klare, schlüssige und nachvollziehbare Reglungen werden von besonderer Bedeutung sein, um auch eine soziale Akzeptanz aus der Gesellschaft bzgl. Robotern und neuer Technologien zu erreichen (Eberl 2016). Denn ohne diese Akzeptanz und ein Gefühl der Sicherheit wird es sehr kompliziert werden, Pflegeroboter als hilfreiche und positive Technologie im Gesundheitswesen zu etablieren.

3 Elektronische Person, Staatsbürger, menschenähnlicher Status?!

Des Weiteren wird auch bereits die Haftung von Robotern im Rahmen der Zuschreibung als „elektronische Person", angelehnt an die juristische Person, diskutiert (Beck 2012; Günther 2016).

Gerade mit Blick auf die nahe Zukunft, soweit Roboter höhere Fähigkeiten entwickeln werden, muss die Frage aufgeworfen werden, ob Robotern ein anderer Status zu Teil werden muss als im Moment.

Nach Beck ist der Vorteil einer speziellen Statuszuschreibung darin zu sehen, dass Roboter den Status als „Sache" erhalten und somit andere Regeln, die aktuell schon in der Rechtsordnung vorhanden sind, auf diese neuen Entitäten[2] angewendet werden können. Dies wäre vergleichbar mit der juristischen Person und ihrer Grundrechtsträgerschaft. Demzufolge müsste man nicht für jeden einzelnen Bereich Regelungen konkret ausgestalten (Beck 2012).

Grundsätzlich lassen sich von der Herangehensweise zwei Ansätze unterscheiden. Zum einen wird der Versuch unternommen, den Menschen im (Rechts-)System zu analysieren und hierbei Eigenschaften zu entdecken, die erfüllt sein müssen, damit dieser Träger von Rechten und Pflichten sein kann. Liegen diese Eigenschaften auch bei anderen Entitäten vor, müsste auch diesen ein menschenähnlicher Status zugeschrieben werden (Schweighofer 2001, S. 45ff.).

Weiterhin wird versucht, die Trennung von Mensch und Maschine aufzuheben und dem Roboter einen Status als neue Entität zuzuschreiben. Hierbei wäre dann das Ob und Wie von der Gesellschaft zu entscheiden (Beck 2012).

In Saudi-Arabien ist nunmehr eine „Roboterfrau" zur Staatsbürgerin erklärt worden (Lobe 2017).

Der Android, eine Kreatur des amerikanischen Robotik-Experten David Hanson, ist bereits zu einer Medien-Berühmtheit geworden. Das Königreich Saudi-Arabien hat der Roboterfrau die Staatsbürgerschaft verliehen und sie als erste Maschine weltweit mit Rechten und Pflichten ausgestattet. Sie sei „sehr geehrt und stolz", als erster Roboter in der Geschichte eine Staatsbürgerschaft zu bekommen, sagte „Sophia" auf dem Wirtschaftsforum „Future Investment Initiative". „Sophia" wurde in Hongkong von der Firma „Hanson Robotics" entwickelt (Epoch Times 2017).

Beck führt hierzu aus, dass Rechte und Pflichten für Roboter oder Künstliche Intelligenzen nur dann in Betracht gezogen werden können, wenn sie über ein Entscheidungsrepertoire verfügen. „Entscheidungsautomaten", die Optionen nicht gegeneinander abwägen, könnten somit keine Rechtsträger sein (Beck, zit. nach Lobe 2017).

---

[2] Als Entität (auch Informationsobjekt genannt, englisch *entity*) wird in der Datenmodellierung ein eindeutig zu bestimmendes Objekt verstanden, über das Informationen gespeichert oder verarbeitet werden sollen. Das Objekt kann materiell oder immateriell, konkret oder auch abstrakt sein. Beispiele: Ein Fahrzeug, ein Konto, eine Person sowie ein Zustand, https://de.wikipedia.org/wiki/Entit%C3%A4t_(Informatik).

Legt man diesen Maßstab an Sophia an, die 62 menschliche Mimiken auflegen kann und Kameras in den Augen hat, zudem eine Kombination aus Spracherkennungs-Software von Google und anderen Tools Sprache verarbeitet, und dies dem Computer ermöglicht, sich zu unterhalten, wäre die Roboterfrau wohl eher ein Hybrid.[3] Wobei noch zu diskutieren wäre, ob Roboter überhaupt ein Geschlecht haben können.

Der ENTWURF EINER ENTSCHLIESSUNG DES EUROPÄISCHEN PARLAMENTS führt hierzu in den allgemeinen Grundsätzen aus wie folgt (Europäisches Parlament 2015):

- in der Erwägung, dass die Roboterregeln von Asimov auf Entwickler, Hersteller und Betreiber von Robotern, darunter auch solche mit integrierter Autonomie und der Fähigkeit zum Selbstlernen, gerichtet angesehen werden müssen, da diese Gesetze nicht in einen Maschinencode umgewandelt werden können;
- in der Erwägung, dass ein Regelwerk, insbesondere für Haftungsfragen und Fragen der Transparenz und Rechenschaftspflicht, sinnvoll wäre, das den ureigenen europäischen und universellen humanistischen Werten Rechnung tragen müsste, die Europas Beitrag zur Gesellschaft charakterisieren; in der Erwägung, dass dieses Regelwerk den Forschungs-, Innovations- und Entwicklungsprozess im Bereich Robotik nicht beeinträchtigen darf;
- in der Erwägung, dass die EU eine wesentliche Rolle dabei spielen könnte, ethische Grundprinzipien festzulegen, die bei der Entwicklung, Programmierung und Nutzung von Robotern und KI eingehalten werden müssen, und sie solche Grundprinzipien in EU-Rechtsvorschriften und Verhaltenskodizes mit dem Ziel aufnehmen könnte, die technische Revoluti-

---

[3] Der Begriff „Hybrid" bezieht sich auf etwas Gebündeltes, Gekreuztes oder Vermischtes. Diese griechischstämmigen Begriffe – abgeleitet von ὕβρις hýbris, Übermut, Anmaßung – sind über das Lateinische hybrida, Bastard, Mischling, Frevelkind u.a. in die englische und deutsche Sprache gekommen. Generell versteht man in der Technik unter Hybrid ein System, bei welchem zwei Technologien miteinander kombiniert werden. Die vorangestellte Bezeichnung Hybrid- bezeichnet ein aus unterschiedlichen Arten oder Prozessen zusammengesetztes Ganzes. Das Besondere liegt darin, dass die zusammengebrachten Elemente für sich schon Lösungen darstellen und durch das Zusammenbringen neue erwünschte Eigenschaften entstehen können, https://de.wikipedia.org/wiki/Hybrid.

on so zu gestalten, dass sie in den Dienst der Menschheit gestellt wird und dass die Vorteile einer fortschrittlichen Robotik und KI möglichst vielen zugutekommen, während potenzielle Fallstricke nach Möglichkeit verhindert werden;

- in der Erwägung, dass für die EU im Hinblick auf zukünftige Initiativen im Bereich der Robotik und KI nach einem schrittweisen, pragmatischen und umsichtigen Ansatz der Art vorgegangen werden sollte, für den Jean Monnet[4] eingetreten ist, damit Innovationen nicht behindert werden;
- in der Erwägung, dass es angesichts der bei der Entwicklung von Robotik und KI erreichten Phase angezeigt ist, mit Fragen der zivilrechtlichen Haftung zu beginnen.

In der Literatur gibt es eine bereits lange Diskussion über Roboterrechte, die auch in der Politik zunehmend aufgegriffen wird. Daher hat der Rechtsausschuss des EU-Parlaments folgerichtig eine Entschließung mit Empfehlungen an die Kommission zu zivilrechtlichen Regelungen im Bereich Robotik vorgelegt, in dem erwogen wird, Roboter als „elektronische Personen" einzustufen und ihnen Rechte und Pflichten zuzuweisen sind (Europäisches Parlament 2015). Roboter – von autonomen Fahrzeugen über Drohnen bis hin zu Medizin- und Pflegerobotern – stellen die Rechtsordnung vor eine Herausforderung. Sie dienen der Gefahrenabwehr, stellen aber auch Gefahrenquellen dar. Wer haftet (zivil- und strafrechtlich), wenn durch die Fehlfunktion eines Pflegeroboters ein Mensch zu Schaden kommt? Würde es den Tatbestand des Mords erfüllen, wenn ein Roboter seinen Besitzer tötet (Lobe 2017)?

Vor allem der Begriff „elektronische Person" (engl. e-person) gewinnt zunehmend an Bedeutung (Fioranelli 2017). Robotern würde hierbei der Status einer „Person" verliehen werden und dadurch als rechtlich relevante Entität eingestuft werden. Zugleich würde der Zusatz „elektronisch" verdeutlichen, dass es sich um eine eigenständige Konzeption handelt, welche sich von natürlichen

---

[4] Siehe Schuman-Erklärung von 1950: „Europa lässt sich nicht mit einem Schlage herstellen und auch nicht durch eine einfache Zusammenfassung. Es wird durch konkrete Tatsachen entstehen, die zunächst eine Solidarität der Tat schaffen."

Personen im Ausmaß sowohl ihrer Rechte als auch ihrer Pflichten eindeutig unterscheidet.

Deshalb wird auch diskutiert, dieser Entität ein eigenes Vermögen (von den Beteiligten sowie Haftenden eingezahlt) mit den entsprechenden Rechten und Pflichten auszustatten und dies als auch die Fähigkeit und Eigenschaft der Maschine in einer Art „Roboterregister" zu erfassen. Durch die Etablierung einer elektronischen Person können nicht nur Nachweisprobleme bei Haftungsfragen bei Schädigungen durch Maschinen gelöst werden, es würde auch ein selbstständiges Auftreten dieser Entitäten im Rechtsverkehr ermöglicht (Beck 2012).

4 Risikofolgenabschätzung

Der ENTWURF EINER ENTSCHLIESSUNG DES EUROPÄISCHEN PARLAMENTS fordert die Kommission auf, bei der Durchführung einer Folgenabschätzung ihres künftigen legislativen Rechtsinstruments die Folgen sämtlicher möglicher Lösungen zu untersuchen, zu analysieren und zu bewerten (Europäisches Parlament 2015), und zwar:

a) „ein obligatorisches Versicherungssystem einzurichten, wenn dies für bestimmte Kategorien von Robotern sachdienlich und notwendig ist, in dessen Rahmen Herstellern oder Eigentümern von Robotern, (ähnlich wie bei der bereits in Kraft befindlichen obligatorischen Versicherungsregelung für Kraftfahrzeuge) vorgeschrieben würde, Versicherungen für Schäden abzuschließen, die von ihren Robotern möglicherweise verursacht werden können;

b) zu gewährleisten, dass ein Entschädigungsfonds nicht nur dem Zweck dienen würde, sicherzustellen, dass ein von einem Roboter verursachter Schaden, der nicht von einer Versicherung abgedeckt ist, entschädigt wird;

c) es Herstellern, Programmierern, Eigentümern oder Nutzern zu ermöglichen, von einer beschränkten Haftung zu profitieren, wenn sie in einen Entschädigungsfonds einzahlen, und wenn sie sich gemeinsam versichern, um im Falle eines von einem Roboter verursachten Schadens eine Entschädigung sicherzustellen;

d) zu entscheiden, ob ein allgemeiner Fonds für alle intelligenten autonomen Roboter eingerichtet werden soll oder ob für jede einzelne Roboterkategorie ein individueller Fonds eingerichtet und der Beitrag für den Fonds als einmalige Gebühr beim Inverkehrbringen des Roboters eingezogen werden soll oder ob während der Lebensdauer des Roboters regelmäßige Beiträge gezahlt werden sollten;

e) dafür Sorge zu tragen, dass die Verknüpfung zwischen einem Roboter und seinem Fonds durch eine individuelle Registriernummer sichtbar gemacht wird, die in einem speziellen EU-Register erscheint und die es jedermann, der mit dem Roboter interagiert, ermöglichen würde, sich über die Art des Fonds, die Haftungsbegrenzungen im Falle einer Sachbeschädigung, die Namen und die Aufgaben der Beitragszahler und über sämtliche anderen Einzelheiten zu informieren;

f) langfristig einen speziellen rechtlichen Status für Roboter zu schaffen, damit zumindest für die ausgeklügeltsten autonomen Roboter ein Status als elektronische Person festgelegt werden könnte, die für den Ausgleich sämtlicher von ihr verursachten Schäden verantwortlich wäre, sowie möglicherweise die Anwendung einer elektronischen Persönlichkeit auf Fälle, in denen Roboter eigenständige Entscheidungen treffen oder anderweitig auf unabhängige Weise mit Dritten interagieren;

g) ein spezielles Instrument für Verbraucher einzuführen, die gegen verantwortliche Hersteller eine Sammelklage auf Ersatz des Schadens einreichen möchten, der aufgrund der Fehlfunktion einer intelligenten Maschine verursacht wurde;".

Es wird spannend sein, zu beobachten, wie exponentiell die technische Entwicklung voranschreitet und vor allem auch die Gesellschaft auf das Konzept der „elektronischen Person" reagiert. Generell könnten dadurch viele Unklarheiten bei Haftungsfragen beseitigt werden.

5 Fazit

Viele Menschen haben eine ambivalente Beziehung zu den vielschichtigen Rechts- und Themenfeldern der Künstlichen Intelligenz, Robotik und den autonomen Systemen in der Pflege.

Einerseits sind die Chancen und Optionen der neuen Technologien äußerst positiv, andererseits lassen die vielfältigen Risiken kritisch zweifeln.

Doch hat bereits Hugo[5] erkannt:

„On résiste à l'invasion des armées; on ne résiste pas à l'invasion des idées."
Man kann der Invasion von Armeen Widerstand leisten, nicht aber einer Invasion von Ideen (Hugo 1877, S. 600).

Die Rechtspolitik sowie der ordnungsrechtliche Rahmen werden sich in Deutschland, Europa und weltweit dynamisch weiterentwickeln.

Jedoch muss in jedem Fall die Akzeptanz der Bevölkerung, der Verbraucher, der Kunden sowie der Patienten etc. für den Megatrend der Künstlichen Intelligenz, Robotik und den autonomen Systemen in der Pflege gewonnen werden.

Dem Leser wird im Ergebnis dringend anempfohlen, sich intensiv, ziel-, zukunfts- sowie lösungsorientiert und kritisch mit den neuen und innovativen Themenfeldern für die Patienten und die zukunftsfeste Gesundheitsversorgung zu befassen.

---

[5] Victor-Marie Hugo (* 26. Februar 1802 in Besançon; † 22. Mai 1885 in Paris), berühmter französischer Schriftsteller, https://de.wikipedia.org/wiki/Victor_Hugo.

6 Literatur

Beck, S. (2012): Über Sinn und Unsinn von Statusfragen – zu Vor- und Nachteilen der Einführung einer elektronischen Person. In: Hilgendorf, E./ Günther, J.-P. (Hrsg.): Robotik und Gesetzgebung. Beiträge der Tagung vom 7. bis 9. Mai 2012 in Bielefeld, Baden-Baden. S. 239-262.

Bundesregierung Deutschland (2018): Eckpunkte der Bundesregierung für eine Strategie Künstliche Intelligenz. Stand 18.07.2018. (Online) https://www.bmwi.de/Redaktion/DE/Downloads/E/eckpunktepapier-ki.pdf?_blob=publicationFile&v=8. (18.10.2018).

Bundesregierung (2018): Strategie Künstliche Intelligenz (November 2018). (Online) https://www.bmbf.de/files/Nationale_KI-Strategie.pdf (18.10.2018).

Epoch Times (2017): Gefahr für die Menschen? Erster Roboter „Sophia" als Staatsbürger in Saudi-Arabien anerkannt. (Online) http://www.epochtimes.de/politik/welt/gefahr-fuer-die-menschen-erster-roboter-sophia-als-staatsbuerger-in-saudi-arabien-anerkannt-a2260011.html (18.10.2018).

Eberl, U. (2016): Smarte Maschinen. Wie Künstliche Intelligenz unser Leben verändert, München.

Europäisches Parlament (2015): ENTWURF EINER ENTSCHLIESSUNG DES EUROPÄISCHEN PARLAMENTS: mit Empfehlungen an die Kommission zu zivilrechtlichen Regelungen im Bereich Robotik,(2015/2103(INL)). (Online) http://www.europarl.europa.eu/sides/getDoc.do?pubRef=-//EP//TEXT+REPORT+A8-2017-0005+0+DOC+XML+V0//DE (18.10.2018).

Europäisches Parlament (2017): Bericht mit Empfehlungen an die Kommission zu zivilrechtlichen Regelungen im Bereich Robotik (2015/2103(INL)). (Online) http://www.europarl.europa.eu/sides/getDoc.do?pubRef=-//EP//TEXT+REPORT+A8-2017-0005+0+DOC+XML+V0//DE (18.10.2018).

Floranelli, E., (2017): Künstliche Intelligenz, Robotik sowie autonome Systeme in der Pflege aus ethischer, gesundheitsökonomischer und rechtlicher Sicht. (Unveröffentlichte Masterthesis Hochschule Ludwigshafen am Rhein).

Günther, J.-P. (2016): Roboter und rechtliche Verantwortung. Würzburg.

Hanika, H. (2018): Digitalisierung und Big Data im Universum des Rechts – Zur guten digitalen Ordnung am Beispiel der Gesundheitswirtschaft. [Deutschland: Heinrich Hanika].

Haustein, B. H. (2013): Herausforderungen des Datenschutzrechts vor dem Hintergrund aktueller Entwicklungen in der Robotik. In: Hilgendorf, E./ Günther, J-P. (Hrsg.): Robotik und Gesetzgebung. Beiträge der Tagung vom 7. bis 9. Mai 2012 in Bielefeld. Baden-Baden.

Hugo, V. (1877): Histoire d'un crime – Déposition d'un témoin. Paris.

Lobe, A. (2017): Roboterfrauen bevorzugt. In: FAZ vom 03.11.2017. S. 15.

Nördinger, S. (2017): EU plant Roboterrecht – die wichtigsten Fakten, aktualisiert am 19. April 2018. (Online) https://www.produktion.de/trends-innovationen/eu-plant-roboterrecht-die-wichtigsten-fakten-309.html (18.10.2018).

Schweighofer, E. (2001): Vorüberlegungen zu künstlichen Personen. In: Schweighofer, E. /Menzel, Th. /Kreuzbauer, G. (Hrsg.): Auf dem Weg zur ePerson. Wien. S. 45-54.

Tegmark, M. (2018): Die Menschheit kann erblühen wie nie zuvor. Interview mit dem renommierten MIT-Physiker Max Tegmark. In: Armbruster, A. (Hrsg.): Künstliche Intelligenz für Jedermann. Frankfurt am Main. S. 183-186.

Heike Arend

Die intelligente Gesellschaft – KI als Instrument

1. Einleitung
2. KI als anthropomorphe Form
3. KI verstetigt unsere Moral
4. KI und neue Maxime des Handelns
5. KI als dienendes Instrument
6. KI als akzeptierte Anwendung in Wirtschaft und Alltag
7. Literatur

Stichwörter: Akzeptanz, Android, Digitalisierung, Moral, Robotik.

Zusammenfassung: Künstliche Intelligenz (KI) ist eine Schlüsseltechnologie des 21. Jahrhunderts, deren Anwendungsmöglichkeiten grenzenlos sind. Dies verlangt nach Grenzen und Regularien in ethischen und technologischen Dimensionen. Die Allmacht der Algorithmen darf nicht dazu führen, dass Künstliche Intelligenz unbeherrschbar ist. Sie kann ein nützliches Instrument sein, das neue Möglichkeiten für Mensch und Maschine schafft. Der kluge Mensch ist gefordert, KI ein Maß zu geben.

1 Einleitung

Künstliche Intelligenz ist die Schlüsseltechnologie des 21. Jahrhunderts. Sie wird uns nicht mehr verlassen, sie wird allenfalls noch mehr verbreitet, noch mehr Anwendungsfelder erobern, mehr Nutzen bringen und ohne Regulierung auch mehr Gefahren für Datenschutz und Datensicherheit. Was für den analogen Bereich gilt, muss auch für die digitale Welt gelten: Rechtsfreie Räume, Intransparenz und grundrechtswidrige Anwendungen darf es nicht geben. Jedoch ist digitales Recht längst nicht in gleicher Weise reguliert wie das Recht im analogen Raum. Auch für moralische und ethische Fragen muss derselbe Maßstab gelten: Was wir nach unserer Rechtsauffassung ethisch für nicht vertretbar halten, zum Beispiel die Verletzung der Integrität der Person, muss uneingeschränkt, jederzeit und überall gelten.

Im digitalen Zeitalter geht es um Akzeptanz und Beherrschbarkeit digitaler Lösungen.[1] Künstliche Intelligenz kann nützlich und hilfreich sein und sollte auch so genutzt werden. Wie Technologien sinnvoll, nützlich und innovativ genutzt und eingesetzt werden ist die bewusste Entscheidung des handelnden Menschen – oder, kollektiv gesehen, der handelnden Gesellschaft. Der kluge Kopf sollte daher der Meister sein und Künstliche Intelligenz der Diener.[2] KI wäre heute das Instrument Leonardo da Vincis, um den goldenen Schnitt für den Vitruvianischen Menschen zu definieren.

Warum befasst sich die Zukunftsinitiative Rheinland-Pfalz (ZIRP) mit Künstlicher Intelligenz? Die Rolle der ZIRP ist es, für Rheinland-Pfalz Impulse zu initiieren zu Entwicklungen, die in der näheren oder weiteren Zukunft auf uns zukommen

---

[1] Vgl. dazu die Handlungsempfehlungen des Branchenverbands Bitkom e.V. zur Umsetzung der KI-Strategie der Bundesregierung vom 15.2.2019: „Die Entwicklung einer vertrauensvollen und gemeinwohlorientierten ‚KI made in Germany' mit robusten (daten-)ethischen Standards stellt sowohl ein wirtschaftliches Alleinstellungsmerkmal als auch ein soziokulturelles Gütesiegel dar […] Eine ethische Flankierung der KI-Debatte sollte verstärkt auch auf nationaler Ebene forciert werden." (Bitkom 2019).

[2] Dazu Martin Ruskowski, Leiter Innovative Fabriksysteme beim Deutschen Forschungszentrum für Künstliche Intelligenz (DFKI) Kaiserslautern: „Seitens des DFKI warnen wir vor der Einschätzung, dass KI den Menschen komplett ersetzen wird. Genauso, wie wir den Roboter nur als Werkzeug und nicht als menschlichen Ersatz betrachten sollten, dürfen wir KI ebenfalls nur als Werkzeug ansehen, das den Menschen im Arbeitsprozess unterstützt." (Ruskowski 2019).

und die wir aufgreifen müssen. Die ZIRP ist seit 26 Jahren das Netzwerk aus Wirtschaft, Wissenschaft, Politik und Kultur, das intensiv über standortrelevante Themen für Rheinland-Pfalz diskutiert und Lösungen erarbeitet.

Seit 2013 ist die Digitalisierung eines ihrer Schwerpunktthemen und folgerichtig auch Künstliche Intelligenz. Im Sommer 2018 hat die ZIRP in Kaiserslautern mit über 60 Referenten und über 500 Teilnehmerinnen und Teilnehmern zweieinhalb Tage über Künstliche Intelligenz in Forschung und Anwendung gesprochen und damit deutlich gemacht, dass Rheinland-Pfalz hier viel zu bieten hat.

Die große Chance, die der Industriestandort Rheinland-Pfalz im Zusammenhang mit der Anwendung neuer Entwicklungen hat, ist: Hier ist die Praxis vor der Haustür. Rheinland-Pfalz kann nicht nur Software, wir können auch softwarebasierte Produktion. So ist seit über zehn Jahren am Deutschen Forschungszentrum für Künstliche Intelligenz die SmartFactory^{KL}, das weltweit erste Modell für die intelligente Fabrik der Zukunft, angedockt.

Weil Künstliche Intelligenz die Schlüsselanwendung des 21. Jahrhunderts ist, hat die ZIRP dazu ein Arbeitsgremium eingerichtet, das „KI-Board", in dem Wissenschaftler und Anwender von Künstlicher Intelligenz sich austauschen, die besonderen Kompetenzen in Rheinland-Pfalz profiliert werden und strategische Überlegungen für ihre Weiterentwicklung besprochen werden. Dabei stehen auch ethische Fragen der Anwendung von KI im Mittelpunkt.[3]

Im Folgenden möchte ich fünf Gedankenskizzen formulieren, die ich mit der Haltung, Künstliche Intelligenz als Werkzeug des intelligenten Menschen bzw. der intelligenten Gesellschaft zu sehen, verbinde.

Dies betrifft die Fragen:

- Warum wir uns KI als anthropomorphe Form vorstellen.
- Warum KI unsere Moral verstetigt
- Warum KI mit neuen Maximen des Handelns verbunden werden muss.

---

[3] Im August 2018 hat die ZIRP in Kaiserslautern die Zukunftsmesse „Erlebnis KI" durchgeführt mit über 60 Referenten und über 500 Teilnehmerinnen und Teilnehmern und einer ausführlichen Betrachtung der ethischen Verantwortung bei der Anwendung von KI. Dazu die Online-Publikation *Zehn Minuten* Nr. 46, Wie verändert KI unsere Gesellschaft (ZIRP 2018).

- Warum KI ein dienendes Instrument bleiben muss.
- Warum KI eine akzeptierte Anwendung in Wirtschaft und Alltag werden muss.

2 KI als anthropomorphe Form

Bei dem Begriff Roboter entsteht in unserem Kopf sofort das Abbild eines humanoiden Wesens. Aber schon in dieser Form, die nicht zwingend der Funktion folgt, also schon in der vermeintlichen Wesenhaftigkeit eines Roboters, liegt ein Fehler in der Grundannahme: die Vermenschlichung der Maschine. Wir stellen uns neuronale Netzwerke als künstliche Gehirne vor. Wir akzeptieren Handreichungen von Maschinen mit Kulleraugen, wir diskutieren über Pflege mittels android gestalteter Apparate. Wir akzeptieren, dass ein Betriebssystem für Smartphones Android heißt – als wäre es unser Klon in Pocketform. Wir Menschen selbst schaffen uns ein künstliches Ebenbild in Bewegungsabläufen, in Entscheidungen und Analysen: Wie ein Prometheus, der statt aus Lehm eine Gestalt aus Kunststoff, Metall und seltenen Erden erschafft – eine neue Spezies, die unseren Befehlen folgt, mit uns kommuniziert, uns Arbeit abnimmt.

Ein Roboter hat kein Wesen. Das wissen wir. Gleichwohl vermenschlichen wir diese Maschine – so wie wir auch mit unserem Auto sprechen, dem Navigationssystem oder mit dem PC. In Japan, dem Land der Roboter, werden Kinder unterrichtet mit einem Roboter-Kuschelkissen, genannt Hugvie. Seine Botschaften treffen auf viel mehr Resonanz als die der tatsächlichen Lehrer. Die Kinder behalten sie leichter, sind aufmerksamer und lernen effektiver.[4]

Der Nutzen von Künstlicher Intelligenz wird zunehmen mit der Akzeptanz, die ihre Verpackung – oder Darreichung – erfährt. Soziologen und Anthropologen können beantworten, warum ausgerechnet die menschenähnliche Maschine

---

[4] Hugvie kann man auch für den persönlichen Bedarf an Zuwendung kaufen. Dazu die Beschreibung eines Online-Vertriebs: „You place your phone or other device into the pocket in the head and then embrace it. The hug-pillow shape becomes an interactive communication media, helping to stimulate an emotional response so the user experiences another human presence even if they are alone."
(https://www.japantrendshop.com/DE-hugvie-p-2911.html).

nicht nur das größte Faszinosum, sondern auch die größte Autorität haben kann.[5]

Wenn KI ein Instrument ist, dann ist der Roboter eine Verpackung, die unserem Gehirn einen Streich spielt: Weil wir ihm Wesenhaftigkeit unterstellen, Gutes und Böses, einen Willen und eine Absicht. Jedoch: Als Alpha Go im Oktober 2015 den damaligen Europameister im Go-Spiel besiegte, wusste es nicht, dass es gewonnen hat – und es hat sich auch nicht gefreut.

3 Künstliche Intelligenz verstetigt unsere Moral

KI hängt davon ab, dass riesige Datenmengen Informationen über ein und dasselbe erfassen und analysieren. KI wird seit über 30 Jahren erforscht. Doch jetzt sind wir in der Lage, die entsprechende Rechnerleistungen zur Verfügung zu stellen und große Datenmengen zu erfassen. Damit bekommt KI einen riesigen Schub. Womit jedoch ein lernendes System „gefüttert" wird, hängt ab von der Qualität der Datenbasis. Würde ein Unternehmen seine bisherigen Entscheidungen über Neueinstellungen einer Künstlichen Intelligenz überlassen und damit künftige Personalentscheidungen treffen, könnte es sein, dass – bewusste oder unbewusste – bisherige Entscheidungskriterien verstetigt werden. Das kann bedeuten, dass Menschen mit ausländisch klingenden Namen oder Frauen zwischen 25 und 40 Jahren sofort ausscheiden – dass ein Bias fortwirkt.

KI ist somit Multiplikator der Moral, die in der Datenbasis steckt. Neuere Forschungen gehen davon aus, dass KI durchaus eine Form von Moral entwickelt, analog zur Artificial Intelligence sprechen sie von Artificial Morality. Mit

---

[5] Katharina Zweig, Professorin für Graphentheorie und Analyse komplexer Netzwerke an der TU Kaiserslautern und Gründerin von Algorithmwatch, hat den sozioinformatischen Blick auf die Anwenderakzeptanz: „Interessanterweise müssen wir deutlich mehr über die Psychologie des Menschen verstehen, um die Folgen der Digitalisierung auf alle Lebensbereiche abschätzen zu können. Es könnte also auch das Jahrhundert der Humanwissenschaften werden und nicht nur das Jahrhundert der Digitalisierung." (BertelsmannStiftung 2018).

der Maschinenethik ist eine neue Disziplin an der Schnittstelle von Informatik und Philosophie entstanden.[6]

In Artificial Morality geht es darum, künstliche Systeme mit der Fähigkeit zu moralischem Entscheiden und Handeln auszustatten. Wir erinnern uns an Tay, den Chatbot von Microsoft, der 2016, nachdem Trolle ihn geentert hatten, anzügliche und rassistische Bemerkungen gemacht hat und 16 Stunden später wieder abgeschaltet wurde.

Die Maschine (das System, die Anwendung) kann, aber sie will nicht. Sie entwickelt keine Wünsche und reflektiert nicht ihr Verhalten. KI als Instrument, das in der Lage ist, moralisch zu bewerten und zu entscheiden, ist sozusagen die next generation, auf die wir uns einlassen müssen.

4 KI und neue Maxime des Handelns – KI braucht einen Kategorischen Imperativ

Das Beispiel zeigt, dass der Mensch und Programmierer intelligent sein muss. Er muss antizipieren, was ein lernendes System aus der Permanenz seiner Anwendung ableiten kann. Er trifft die zugrundeliegende Datenauswahl, benennt die Analysekriterien und die Erkenntnisbasis. Ein Pflegeroboter, der einen Patienten an die Einnahme seiner Medikamente erinnert, macht wertfrei eben nur dieses. Er unterscheidet allenfalls aus – programmierten – medizinischen Gründen nach Geschlecht, Alter, Krankheitsbild.

Der Autor der Kurzgeschichten über I, Robot, Isaac Asimov, hat 1942 drei Gesetze der Robotik formuliert:

- Ein Roboter darf keinen Menschen verletzen oder durch Untätigkeit zu Schaden kommen lassen.

---

[6] Eine Protagonistin in dieser neuen Disziplin ist Catrin Misselhorn, Direktorin des Instituts für Philosophie der Universität Stuttgart. Mit ihrem Buch Grundfragen der Maschinenethik, Ditzingen 2018, hat sie es auf Platz 3 der Bestsellerlisten geschafft.

- Ein Roboter muss den Befehlen eines Menschen gehorchen, es sei denn, solche Befehle stehen im Widerspruch zum ersten Gesetz.
- Ein Roboter muss seine eigene Existenz schützen, solange dieser Schutz nicht dem ersten oder zweiten Gesetz widerspricht.

Das sind natürlich liebevoll formulierte Vorgaben auch zum Schutz des Roboters, dem Asimov nie menschliches Bewusstsein zugeschrieben hat. Die Enquete-Kommission des Bundestags zur Künstlichen Intelligenz wird sich mit vergleichbaren Maximen für den Umgang des Menschen mit der Künstlichen Intelligenz befassen müssen, die eindeutig Grenzen setzen:

- KI muss beherrschbar bleiben.
- Nicht alles, was möglich ist, darf auch gemacht werden.
- KI darf nicht dem Menschen schaden, im Gegenteil: KI hat nur dort einen Sinn, wo sie dem Menschen nutzt, ihn im Handeln und Entscheiden unterstützt und neue, ansonsten nicht herstellbare Erkenntnisse liefert.

Auch die Datenethikkommission der Bundesregierung, im September 2018 eingesetzt, ist bei der ethischen Dimension von KI ein gewichtiges Beratungsgremium.

Die Anwendungsfelder von KI verlangen, dass ein System „moralische Entscheidungen" treffen kann, beispielsweise in der Altenpflege, beim autonomen Fahren (Dilemma-Situationen) oder im militärischen Kontext. KI als Werkzeug erfordert, dass der Mensch elementare Entscheidungen nicht an ein System delegieren darf. Verantwortung muss immer persönlich sein.

5 KI als dienendes Instrument – Die intelligente Gesellschaft gestaltet

41 Prozent der Menschen können sich laut Bitkom vorstellen, sich von einem Roboter zumindest teilweise pflegen zu lassen. 76 Prozent verbinden damit die Chance auf ein längeres selbstbestimmtes Leben in der vertrauten Umgebung. (Bitkom 2018). Das ist eine recht große Zustimmung und Akzeptanz für den Einsatz von Robotern in der Pflege.

Vielfach akzeptieren wir den Einsatz von Künstlicher Intelligenz im Alltag ohne kritisches Hinterfragen: Als Kunden, die von Banken, Versandhäusern, Urlaubsanbietern immer präziser und individueller angesprochen werden, wundern wir uns zwar, nehmen das aber auch als Annehmlichkeit oder gar Service an. Oder nehmen wir den Bereich Games, die ohne KI weniger empathisch für den Spieler und weniger adaptiv wären.

Es gibt Anwendungsbereiche von KI mit einem ansonsten technisch nicht herstellbaren Nutzen: Das betrifft etwa den ganzen Bereich der Predictive Maintenance – der vorausschauenden Wartung. „Hellseher im Maschinenraum" werden diese Softwarelösungen genannt, die über Sensorik Daten zu Verschleiß, Materialbeschaffenheit, Wetter und vielem mehr sammeln und über smarte Lösungen Reparaturen vermeiden oder unnötig machen.

Klinische Tests innovativer Medikamente werden über KI ausgewertet, LKW-Auffahrunfälle in Staus können durch kommunizierende KI-Systeme vermieden werden, Kundenverhalten und Kaufpräferenzen für ein besseres Marketing genutzt werden. Die Kosten für Hilfsmittel wie Bilderkennungssysteme, die an Brillen angebracht blinden Menschen erklären, was in ihrem „Sichtfeld" liegt, die vorlesen, Personen memorieren und immer wieder erkennen, werden inzwischen von Krankenkassen übernommen.

Die Einsatzmöglichkeiten von KI sind grenzenlos. Die Allmacht der Algorithmen muss jedoch gebändigt werden. KI ist nicht der Besen des Zauberlehrlings, der die Geister, die er rief, nicht mehr loswird. Sie kann einen großen Nutzen bringen und muss auch deswegen als Instrument beherrschbar bleiben.

6 KI als akzeptierte Anwendung in Wirtschaft und Alltag

Im globalen Wettbewerb der Märkte ist die Kompetenz im Einsatz von Künstlicher Intelligenz ein entscheidender Faktor. Zwischen China und den USA hat ein Wettrennen begonnen, wer die meisten Entwicklungen und Anwendungen zu KI realisiert. Manche Beobachter sprechen von einem technischen Kalten Krieg.

Deutschland gilt als Pionier der Künstlichen Intelligenz. Das Bundesforschungsministerium und das Bundeswirtschaftsministerium haben das Ziel, diese Vorreiterrolle zu halten. Ende 2018 haben sie die KI-Strategie der Bundesregierung vorgelegt mit durchaus ambitionierten Zielen.

Für ein industriegeprägtes Land wie Rheinland-Pfalz geht es dabei darum, in der ersten Reihe mitzusprechen. Die großen Kompetenzen in Industrie, Gesundheitswirtschaft und Verwaltung wurden genannt. KI hat somit Standortrelevanz und betrifft vom Großunternehmen über den Mittelstand bis zum Handwerksbetrieb die Wirtschaft durchgängig. Auch zu dem Thema Smart Farming – dem Einsatz von KI in Landwirtschaft und Weinbau – können Unternehmen aus Rheinland-Pfalz innovativ beitragen.

Aus Sicht der ZIRP, die als Selbstverständnis die Zukunft des Standortes Rheinland-Pfalz im Blick hat, ist KI ein großes Potenzial für neue Geschäftsmodelle und Lösungen. Alle Verantwortlichen – Forschende und Lehrende, Unternehmen, politische Entscheider – sollten dabei die intelligente Anwendergesellschaft fördern und KI als ihr Werkzeug betrachten.

7 Literatur

BertelsmannStiftung (2018): Der Computer muss sich am Menschen messen lassen – Ein Gespräch mit Katharina Zweig. (Online) https://algorithmenethik.de/2018/02/02/%e2%80%89der-computer-muss-sich-am-menschen-messen-lassen-ein-gespraech-mit-katharina-zweig. (09.03.2019).

Bitkom e.V. (2018): Große Offenheit für digitale Helfer in der Pflege. Pressemeldung 23.10.2018. (Online) https://www.bitkom.org/Presse/Presseinformation/Grosse-Offenheit-fuer-digitale-Helfer-in-der-Pflege.html (09.03.2019).

Bitkom e.V. (2019): Handlungsempfehlungen zur Umsetzung der Strategie Kuenstliche Intelligenz der Bundesregierung. (Online) https://www.bitkom.org/Bitkom/Publikationen/Handlungsempfehlungen-zur-Umsetzung-der-Strategie-Kuenstliche-Intelligenz-der-Bundesregierung. (09.03.2019).

Ruskowski, M. (2019): KI aus Sicht vom DFKI. Prof. Ruskowski im Interview. (Online) https://ingenieurversteher.de/2019/02/15/ki-aus-sicht-vom-dfki-prof-ruskowski-im-interview/ (09.03.2019).

ZIRP. Zukunftsinitiative Rheinland-Pfalz (2018): Wie verändert KI unsere Gesellschaft. In: Zehn Minuten. Nr. 46. (Online) https://www.zirp.de/publikationen/zehn-minuten?start=5. (09.03.2019).

Michael Brucksch

KI und Robotik als Innovationstreiber in der Medizin

„Dr. Algorithmus" – Medizin der Zukunft. Zukunft der Medizin.

1. Einführung
2. KI in der Medizin
3. Robotik in der Medizin
4. KI und Robotik als Entwicklungstreiber in der Medizin

Stichwörter: *Digitalisierung, Robotik, KI-Systeme.*

Zusammenfassung: *Die Digitalisierung und die ihr zugrundeliegenden Informations- und Kommunikationstechnologien verändern grundlegend Gesellschaft, Staat, Wissenschaft und Wirtschaft. Die Medizin bildet hierbei keine Ausnahme. Digitalisierung in der Medizin ist auch keinesfalls ein Novum des letzten Jahrzehnts. Digitalisierung in der Medizin ist seit Jahrzehnten ein Treiber von Fortschritt und Entwicklung. Medizin auf modernem Niveau ist heute ohne Digitalisierung überhaupt nicht mehr denkbar. Mittlerweile ist es nunmehr Zeitgeist, über Digitalisierung, Künstliche Intelligenz (KI) und Robotik zu sprechen und unter vielfachen Perspektiven äußerst kontrovers zu diskutieren. Viele der Diskussionen lassen jedoch fundierte Sachkenntnis, gerade über die Chancen und Risiken einer zunehmenden Digitalisierung, dem damit zusammenhängenden Einsatz von KI und den Folgen der resultierenden Automatisierung vermissen. Unbestritten ist, dass KI und Robotik Innovationstreiber in der Medizin sind und den medizinischen Fortschritt heute maßgeblich mitbestimmen und zukünftig mitbestimmen werden. Eine breite und versachlichte gesellschaftliche Diskussion und die handelnde Politik müssen aber dafür Sorge tragen, dass Chancen und Risiken der innovativen Technologien gegenseitig abgewogen werden und der therapierende Arzt oder die Ärztin als qualifizierter Vertrauenspartner des Patienten erhalten bleiben.*

1 Einführung

1.1 Definitionen und Begriffsabgrenzung

Künstliche Intelligenz (KI) und Robotik sind zwei Begriffe, die im Zuge der ständig steigenden Digitalisierung und der gesellschaftlichen und wissenschaftlichen Debatte darüber zunehmend Gegenstand von Diskussionen sind. Häufig wird jedoch versäumt, diese Begriffe zu erläutern, zu definieren und abzugrenzen.

Erst einmal geht es um Digitalisierung, eine schon Jahrzehnte anhaltende und nicht mehr umkehrbare Entwicklung in Gesellschaft, Wirtschaft und Wissenschaft. Die Digitalisierung und die ihr zugrunde liegenden Informations- und Kommunikationstechnologien verändern grundlegend Gesellschaft, Staat und Wirtschaft. Digitalisierung und Digitale Transformation sind somit Kernthemen der aktuellen politischen, ökonomischen und gesellschaftlichen Diskussionen. Digitalisierung gilt als Erfolgsfaktor und Fortschrittsgarant im nationalen und internationalen Wettbewerb. Dies gilt auch in der Medizin.

Die in der vorliegenden Abhandlung genutzten Begriffe im Kontext der Digitalisierung lassen sich wie folgt definieren und abgrenzen:

Digitalisierung *per se* umfasst die Erfassung, Erhebung und Aufbereitung von Informationen zur weiteren Verarbeitung, Speicherung und Nutzung in unterschiedlichsten digitaltechnischen Systemen. KI und Robotik sind dabei Elemente der Digitalisierung.

Künstliche Intelligenz bezeichnet automatische, autonome, selbstlernende Entscheidungsstrukturen in einem (nicht-) eindeutigen Umfeld zur eigenständigen Bearbeitung von anstehenden oder zukünftigen Aufgabenstellungen. Zumeist sind diese Systemstrukturen darauf ausgerichtet, für konkrete Probleme die besten Lösungen zu finden.

Robotik ist die wissenschaftliche Disziplin, die sich mit der Entwicklung von Robotern beschäftigt. Als Roboter gelten Mehrkörpersysteme zur Interaktion mit der physischen Welt auf der Basis von Sensoren, Aktoren und Informationsverarbeitung.

Entwicklungen der KI und der Robotik in der Medizin setzten Fachkenntnisse in vielerlei Hinsicht voraus. Häufig sind es die Mediziner, die solche Entwicklungen im Rahmen einer Transferleistung anstoßen, um ihre Fragen und Aufgabenstellungen zu lösen. Entwickler nehmen diese Informationen als Transfergegenstand auf und realisieren sie in der Praxis als Innovation. Der Staat schafft dann den ordnungsrechtlichen Raum, in dem sich die Innovationen etablieren können.

1.2 Digitalisierung in der Medizin

Digitalisierung in der Medizin kann auf eine lange Historie zurückblicken und ist keinesfalls ein Novum des letzten Jahrzehnts. Digitalisierung in der Medizin ist seit Jahrzehnten ein Treiber von Fortschritt und Entwicklung in der Medizin. Medizin auf modernem Niveau ist ohne Digitalisierung schon heute nicht mehr denkbar. Im Mittelpunkt stehen dabei vor allem die operative Informationslogistik, die vielfältige rechnergestützte Diagnostik und die IT-gestützte Forschung. Zukünftig wird die Zusammenführung und Auswertung unterschiedlichster Datenbestände die Diagnostik, die Therapieentscheidung und die Therapieführung maßgeblich beeinflussen. Die Zukunft der Medizin hängt somit maßgeblich vom Fortschritt in der Digitalisierung ab. Der KI und Robotik kommen hierbei bedeutsame, wenn nicht die maßgeblichen Rollen für diesen Fortschritt zu.

Auch KI und Robotik in der Medizin sind nichts Neues. Beides existiert seit langem als fester Bestandteil in der Medizin. Alleine die Dynamik der Innovationen und des Fortschritts haben sich in den letzten Jahren erheblich beschleunigt. KI und Robotik tragen bereits heute maßgeblich zur Verbesserung der diagnostischen und therapeutischen Versorgung bei, nicht zuletzt weil erst durch sie neue Wege beschritten werden können. Allerdings ist bei weitem nicht alles, was in der medizinischen KI und Robotik möglich ist, auch sinnvoll und wirtschaftlich einsetzbar. Zumindest in weiten Bereichen noch nicht. Therapeuten und Pfleger werden beispielsweise auf absehbare Zeit noch nicht durch KI und Roboter ersetzt, wohl aber maßgeblich in ihren Tätigkeiten unterstützt.

2 KI in der Medizin

2.1 KI – Definitionen und Begriffsabgrenzung

Künstliche Intelligenz bezeichnet automatische, autonome, selbstlernende Entscheidungsstrukturen resp. -systeme, die zur eigenständigen Bearbeitung von Aufgabenstellungen eingesetzt werden. Hierbei lassen sich KI-Systeme durch charakterisierende Eigenschaften resp. Fähigkeiten von sonstigen Systemen abgrenzen (Abbildung 1). Die Art und Weise, wie diese Eigenschaften eingesetzt werden, bestimmen weitgehend die Form der KI. Vereinfacht lassen sich drei Formen unterscheiden: Assisted-, Augmented- und Autonomous Intelligence. Eigenschaften und Form der KI wiederum bestimmen die Funktionen der KI und spezifizieren letztendlich den jeweiligen Zweck des Einsatzes. In der Medizin sind dies zumeist die Funktionen Monitoring, Auffinden, Vorhersagen, Interpretieren, Interaktion mit der physischen Umgebung, Interaktion mit dem Mensch und Interaktion mit einer Maschine.

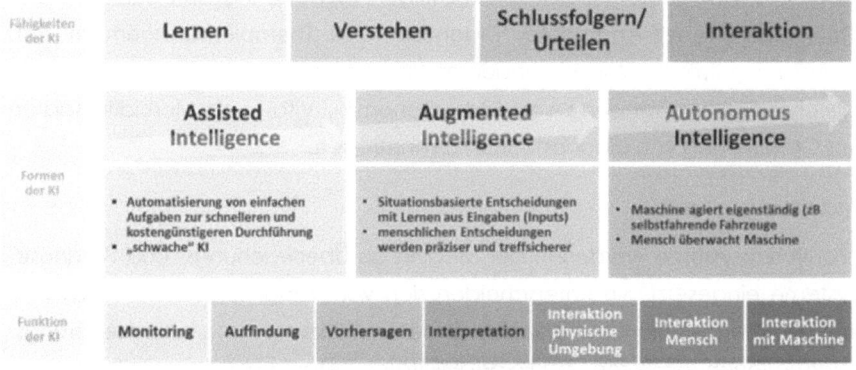

Abb. 1: Künstliche Intelligenz in der Übersicht. Quelle: Eigene Darstellung

2.2 Einsatz von KI in der Medizin

Der Einsatz von KI in der Medizin ist vielfältig und wird ständig und mit hoher Dynamik erweitert. Stark vereinfacht lässt sich der Einsatz in vier Gruppen gliedern: Diagnostik-, Monitoring-, Decision Support- und Agent Systeme.

Diagnostiksysteme

Diagnostiksysteme dienen in der Regel der Erfassung, Erkennung und Interpretation von beliebigen Daten. KI unterstützt hierbei die Interpretation der jeweiligen Daten und stellt diese als diagnostische Aussage zur Verfügung.

KI-basierte Diagnostiksysteme kommen besonders dort zum Einsatz, wo bereits diagnostischen Informationen in digitaler Form vorliegen. Maschine Learning als Bestandteil der jeweiligen KI-Plattform sichert hierbei mit zunehmendem Einsatz des Systems und ansteigender Menge der ausgewerteten diagnostischen Informationen die diagnostische Tiefe und Präzision ab. Etablierte Systeme können dann deutlich schneller Ergebnisse liefern als Experten.

Die KI-basierte Diagnostik steht insgesamt noch am Anfang. Zukünftig wird aber ihre Anwendung unter gleichzeitiger Verwendung unterschiedlichster Datenquellen bei Anamnese, Diagnostik und Therapiemanagement zum Standard gehören. Von besonderem Interesse und Mehrwert ist dabei die gleichzeitige Verwendung von Bild-, Genomik-, Vital- und Morbiditätsdaten zur Generierung von diagnostischen Erkenntnissen.

Monitoringsysteme

Monitoringsysteme werden in der Medizin als Überwachungs- und Prognosesysteme eingesetzt. Sie unterscheiden sich vom Diagnostiksystem, indem sie auf die Interpretation von erfassten Daten mit Erkenntnissen oder Steuerungsinformationen reagieren und Folgeaktivitäten veranlassen. Hierzu zählen lokale Monitoringsysteme genauso wie Distance Monitoring Systeme. KI kommt vor allem bei Distance Monitoring Systemen zu Einsatz, bei denen größere Mengen von Endgeräten (*Vital Data Tracking Systems*) Daten erfassen und zur Weiterverarbeitung an eine zentrale Plattform senden. Aus der KI-basierten Auswertung werden entsprechende Erkenntnisse gewonnen und verwertet.

Decision Support Systeme

Den KI basierten Decision Support Systemen wird in Zukunft eine zunehmende Bedeutung zukommen. Sie unterstützen durch die KI-basierte Zusammenführung und Auswertung einer Vielzahl von Daten und Informationen den diagnostischen Erkenntnisgewinn, die Therapieentscheidung und die Therapieführung. Umfang und Form der Erkenntnisgewinne und der daraus aufbereiteten Entscheidungsgrundlagen für die Therapie wird den individuellen menschlichen Erkenntnis- und Entscheidungsprozessen langfristig überlegen sein.

KI basierte Decision Supportsysteme ermöglichen bzw. erleichtern die personalisierte Medizin. *Machine Learning* unterstützt die Analyse der patientenindividuellen Daten und identifiziert spezifische Merkmale und Risiken, die Entscheidungsgrundlage für eine individualisierte Therapie sind (z.B. Pharmakogenetik). *Machine Learning* ermöglicht den Systemen einen Lernprozess, indem es Daten, Therapieschemen und Therapierergebnisse verschiedener Patienten miteinander abgleicht, auswertet und in Ergebnisprognosen überführt. Diese dienen dem Arzt als Entscheidungsgrundlage für die ärztliche Therapieentscheidung.

Vergleichbares wird in Risiko-Management- und Stratification-Systemen vorgenommen (KHK-Erkrankungen, Diabetes u.a.).

Agent Systeme

Agent Systeme sind Substitutionssysteme. Sie unterstützen oder ersetzen unterschiedlichste menschliche Aktivitäten. Dies kann sowohl durch dialogfähige virtuelle Agenten*innen (Chatbots), die individuelle Fragen beantworten, dargestellt werden, wie auch durch KI-basierte Lösungen zur Steuerung von mechanischen oder teilmechanischen Systemen (Chirurgieroboter, Positionierungsrobotor, Desinfektionsroboter u.a.).

3 Robotik in der Medizin

3.1 Robotik – Definitionen und Begriffsabgrenzung

Roboter sind ortsfeste oder mobile technische Apparaturen, die i. d. R. dazu dienen, dem Menschen mechanische Arbeit abzunehmen. Sie werden von Computerprogrammen gesteuert, die zunehmend KI-basiert sind. Roboter haben die Fähigkeit, Handhabungsaufgaben vor allem in angepassten, aber auch in nicht angepassten Umgebungen auszuführen. Beides kommt insbesondere in kritischen Umgebungen und Hochdurchsatzumgebungen zum Einsatz. Roboter können aber auch zur Erleichterung der Lebensführung beitragen.

Man unterscheidet, vereinfacht dargestellt, drei Formen der Robotik (Abbildung 2): Industrie-, Service- und Nano-Robotik. Alle Formen führen entweder Interaktionen mit der physischen Umgebung, mit Maschinen, mit Menschen oder sogenannte gemischte Interaktionen aus.

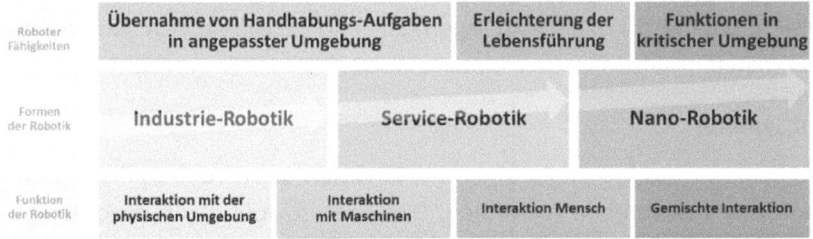

Abb. 2:   Robotik in der Übersicht. Quelle: Eigene Darstellung

3.2 Einsatz von Robotern in der Medizin

Der Robotereinsatz in der Medizin ist vielfältig und entwickelt sich mit enormer Geschwindigkeit weiter. Er lässt sich anhand der Interaktionen beschreiben, die ein Roboter ausführt. Auf dem derzeitigen Stand der Entwicklung lassen sich fünf Gruppen beschreiben.

Sogenannte **Handling- und Assistenzsysteme** führen überwiegend Interaktionen mit der physischen Umgebung aus. Sie haben bereits heute eine erhebliche Verbreitung in der Medizin. Hierzu zählen insbesondere Operations-, OP-Assistenz-, Positionierungs- und Bewegungssysteme.

Workflow-Systeme dienen der Interaktion mit und von Maschinen und Materialien. Hierzu zählen in der Medizin vor allem Laborroboter und Dispositionssysteme. Laborroboter übernehmen die Probenaufbereitung und Probenzufuhr. Dispositionssysteme umfassen Arzneimittel- und Medical Supply-Lager und Transportsysteme.

Die Gruppe der **Servicesysteme** lässt sich in reine Servicesysteme und Convenience-Systeme unterteilen. Service- und Convenience-Systeme führen Interaktionen zwischen Mensch und Maschine aus. Zumeist sind dies personen- und aufgabenangepasste Unterstützung oder Substitutionen manueller Tätigkeiten für Menschen durch eine Maschine. Dies geht weit über einfache Hol- und Bringdienste hinaus und umfasst heute bereits Betreuungsaufgaben und therapieunterstützende Aufgaben.

Convenience-Systeme sind auf die Übernahme von Funktionen durch Roboter zur Erleichterung der Lebensführung ausgerichtet. Betreuungsaufgaben und therapieunterstützende Robotiklösungen lassen sich ebenfalls in diese Kategorie einordnen.

Noch ist der Markt von einer Vielzahl experimenteller Entwicklungen und nur vereinzeltem Routineeinsatz geprägt. Der Masseneinsatz im Bereich der Servicesysteme ist jedoch absehbar.

Substitutions- und Ergänzungssysteme bilden die vierte Gruppe der Roboter mit Einsatz in der Medizin. Hierzu zählen vor allem Exoskelette und intelligente Implantate.

Eine Sonderstellung kommt den **Cyborgs** zu. Als Cyborg wird ein kybernetischer Organismus, ein „Mischwesen" aus lebendigem Organismus und Maschine, bezeichnet. Die Maschine ist hierbei eine dauerhafte Ergänzung des Organismus durch intelligente künstliche Bauteile. Solche künstlichen Bauteile können implantierbare Chips oder implantierbare Lösungen zur Ergänzung oder zum Ersatz sensorisch-physiologischer Systeme sein (Augen-, Netzhaut-, Akustikimplantate u. a.).

4 KI und Robotik als Entwicklungstreiber in der Medizin

Die Digitalisierung ist unbestritten ein maßgeblicher Entwicklungstreiber in der Medizin. Dies schließt die KI und die dadurch erst mögliche Umsetzung von Robotik-Konzepten mit ein. Elementarer Bestandteil dieser Entwicklung ist die Algorithmen-Welt, die *Machine* oder *Deep Learning* erst ermöglichen und zu den erweiterten Erkenntnisgewinnen führt, die ohne KI nicht oder nur mit erheblich höherem Aufwand erreichbar sind.

Die Funktion der KI und Robotik als Entwicklungstreiber darf dabei nicht mit einem möglichen Einsatz in der Zukunft gleichgesetzt werden. Nicht alles was technologisch umsetzbar ist, ist in der medizinischen Versorgung auch wirtschaftlich sinnvoll einsetzbar.

Dies gilt insbesondere für den Einsatz von autonomen Robotern in der Gesundheits- und Pflegeversorgung. Die Entwicklungen werden noch lange Zeit in einem mehr oder weniger experimentellen Status verweilen. Wenn Roboter-Interaktionen irgendwann einmal die gleiche Qualität wie die des Fachpersonals aufweisen, wird letztendlich die Wirtschaftlichkeit einer Roboterlösung über deren Einsatz entscheiden. Vorausgesetzt, die rechtlichen Rahmenbedingungen für den Einsatz sind bis dahin umfassend geklärt. Der Masseneinsatz solcher Roboter liegt, wenn überhaupt, noch deutlich in der Zukunft.

Unbestritten ist der Wert von KI im Bereich der Diagnostik und Medical Decision Support Systeme (MDSS). Fortschritte in der Medizin werden durch KI ermöglicht und beschleunigt. KI ergänzt somit die klassische medizinische Forschung um wertvolle Aspekte und beschleunigt den Transfer von Forschungserkenntnissen in die Praxis. KI stellt dem behandelnden Arzt Informationen zur Verfügung, die er auf herkömmlichem Weg nur mit bedeutend höherem Aufwand hätte generieren können. Dies gilt insbesondere für den Erkenntnisgewinn aus der bildgebenden und allgemeinen Diagnostik, aus der Pharmakogenetik und der Risikostratifizierung und für die Entscheidungsunterstützung bei der Therapiewahl und der Therapieführung. Zukünftig werden sich KI-Systeme in diesen Bereichen etablieren und zum Standard werden. Die Qualität und die Erkenntnistiefe der Anamnese, der Diagnostik und des Therapiemanagements werden hier zum Wohle des einzelnen Patienten zunehmen.

Kritisch zu sehen ist der KI-Einsatz bei der Verarbeitung und Nutzung von Gesundheitsdaten und Daten der Lebensführung, die aus unterschiedlichen Quellen mittels KI zusammengeführt und ausgewertet werden. Insbesondere bei der Erfassung von Vitaldaten über Small Devices (Vital Tracker), Medical Apps oder über elektronische Patientenakten sind datenschutzrechtliche Bedenken mehr als angebracht. Die Möglichkeiten der Nutzung und somit der Zweckentfremdung und eines Missbrauchs solcher Daten sind hier enorm und sicherlich nicht immer im Sinne des Datengebers, seiner Gesundheit und seines individuellen Persönlichkeitsbereichs.

Nicht zu vernachlässigen ist auch die Klärung der Cybercrime Gefährdungslage und der Cyber Security Mechanismen bei der Anwendung von KI und dem damit verbundenen Aufbau der enormen Datenbestände aus persönlichen Gesundheitsdaten. Die Cyber Security Mechanismen jedenfalls hinken der KI-Entwicklung deutlich hinterher.

Zusammenfassend bleibt festzustellen, dass KI und Robotik, gerade im Zeitalter der Digitalisierung, Innovationstreiber in der Medizin sind und auch zukünftig bleiben werden. Als unbestritten kann auch angesehen werden, dass Algorithmen die Zukunft der Medizin beeinflussen und elementarer Bestandteil der Medizin der Zukunft sind. Gestaltbar ist diese Zukunft allemal. Die breite gesellschaftliche Diskussion und die handelnde Politik müssen dafür Sorge tragen, dass Chancen und Risiken gegenseitig abgewogen werden und der therapierende Arzt oder die Ärztin als qualifizierter Vertrauenspartner des Patienten erhalten bleiben.

Helma M. Bleses | Matthias Dammert

Neue Technologien aus Sicht der Pflegewissenschaft

Prolog
1. Einleitung
2. Technisierung (in) der Pflege
3. RoboLand – Das Projekt
4. Literatur

Stichwörter: Demenz, Ethik, Kommunikation, ländlicher Raum, Präsenzempfinden, Telepräsenzrobotik.

Zusammenfassung: Telematikgestütze Systeme werden angesichts des zu erwartenden Zuwachses an allein lebenden Hochaltrigen und auch allein verbleibenden Hochaltrigen in (ländlichen) Regionen als zukunftsträchtige Technologien zur Verbesserung der pflegerischen Versorgung gehandelt. Dass und welches Nutzenpotential die Implementierung von Telepräsenzrobotik sowohl für Angehörige wie auch für hilfebedürftige Personen im Falle der Demenz haben kann, zeigt der Beitrag. Erkennbar wird jedoch auch, wie komplex die Auswirkungen auf das Handeln, die Kommunikation, wie auf die emotionale Befindlichkeit der beteiligten Personen sind. Die Auseinandersetzung mit Virtual Reality greift hier zu kurz, denn das über einen Telepräsenz-Roboter vermittelte Geschehen ist nicht virtuell, es ist erlebte Narration. Es sind ethisch begründete Aussagen zu treffen, unter welchen Voraussetzungen Telepräsenzrobotik in der Pflege und Betreuung hilfebedürftiger Personen empfohlen werden kann.

Prolog

Es ist ein Mittwochvormittag im März, an dem eine Tochter ihre 87-jährige Mutter zuhause besucht. Es ist kein gewöhnlicher Besuch, bei dem zwei Personen miteinander in einem Raum sind und sich leibhaftig gegenübersitzen, nebeneinanderstehen, gehen oder gar gemeinsam etwas am gleichen Ort tun. Das außergewöhnliche an diesem „Besuch" ist der Umstand, dass die Tochter in einer hunderte Kilometer entfernten Stadt in ihrem Wohnzimmer, und die Mutter in einem kleinen Ort im Vogelsbergkreis in Ihrer Küche am Frühstückstisch sitzen. Und doch: Sie sprechen miteinander, sie sehen sich, zeigen sich das Eine oder Andere, sie stellen Fragen, antworten, beobachten, nehmen Teil am Tun der Anderen und begegnen sich.

Seit einigen Monaten hat die Mutter einen Telepräsenz-Roboter in ihrer Wohnung, über den die Tochter täglich mehrmals Kontakt aufnimmt und mit der Mutter die alltäglichen Dinge des Lebens bespricht. Die Mutter hat sich daran gewöhnt, dass dieses *Gerät* in ihrer Wohnung umherfährt, gesteuert von der Tochter und sie ist beileibe nicht verwundert oder gar irritiert, wenn die Tochter auf einem Monitor erscheint und aus einem Mikrofon deren Stimme zu hören ist. Im Gegenteil: Sie lacht, scherzt und navigiert das System in die Ladestation, denn der Akku muss geladen werden. Sie haben den Roboter *„Robbie"* getauft und berichten, dass er schon so etwas *„wie ein Familienmitglied"* ist.

1 Einleitung

Der Prolog beschreibt ein Szenario aus der Lebenswelt von teilnehmenden Personen im Forschungsprojekt RoboLand[1] und steht stellvertretend für Lebensarrangements von alten und hochaltrigen Personen, die alleine zuhause leben und deren Angehörige, die ihre ländliche (Heimat-)Region verlassen haben, um einer Erwerbstätigkeit an einem (teilweise) weit entfernten Ort nachzugehen. Begleitet wird ihr „Fern sein" von der Sorge um ihre betreuungsbedürftigen Angehörigen und dem Bedürfnis, für diese Person trotzdem „da zu sein". Wie aber kann das auf (unvermeidbare) Distanz gelingen und wie kann dem Wunsch der älteren Bevölkerung entsprochen werden, in der eigenen Häuslichkeit zu bleiben und dort gepflegt zu werden? Eine repräsentative Studie aus dem Jahr 2015 zeigt, dass von den 1006 befragten Personen mit einer Altersspannweite von 65 – 96 Jahren in Deutschland nahezu 90 % „zur Aufrechterhaltung sozialer Beziehungen oder um in der gewohnten Umgebung möglichst eigenständig leben zu können", eine Pflege zuhause bevorzugen (Hajek et al. 2018, S. 686). Dabei wünschen sich pflegebedürftige Personen die Pflege durch nahe Angehörige, um „das Leben im gewohnten physischen und sozialen Umfeld selbstbestimmt und individuell weiterführen zu können." (Heuschert et al. 2017, S. 1053f).

Vor dem Hintergrund einer überaus komplexen Gemengelage u. a. aus Pflegenotstand, demografischen und soziokulturellen Veränderungsprozessen, einer zunehmenden Ökonomisierung von Medizin und Pflege treten seit einigen Jahren so genannte Pflege-Roboter ihren Weg aus den ingenieurswissenschaftlichen Forschungslaboren in das Licht der öffentlichen Wahrnehmung an. Was Pflege-Robotik ist oder sein könnte, scheint überaus umfassend. Die Spannweite reicht vom digitalen Pflegebett bis hin zu emotionsstimulierenden

---

[1] Das Projekt *Telepräsenz-Roboter im häuslichen Lebens- und Pflegearrangement von Personen mit Demenz im ländlichen Raum – RoboLand* (Laufzeit 2016-2019) wird vom Bundesministerium für Bildung und Forschung im Rahmen der Förderlinie „Soziale Innovationen für Lebensqualität im Alter" (SILQUA-FH) gefördert. Verbundpartner sind die HS Fulda (Projektleitung Prof. Dr. Helma M. Bleses; Förderkennzeichen 13FH008SA6) und die HS Bonn-Rhein-Sieg (Projektleitung Prof. Dr. Erwin Praßler; Förderkennzeichen 03FH008SB6). Hochschulpartner sind die Technische Universität Dortmund und die Fachhochschule St. Gallen/Schweiz sowie zwei Praxispartner (eine Gemeinde in Nordhessen sowie ein Landkreis in Hessen).

Robotern in der Pflege und Betreuung von Personen mit Demenz. Mit dem Einzug neuer Technologien in die Pflege gehen immense, teils fast schon verzweifelte, Hoffnungen einher, aber auch ebensolche Ängste. Die Hoffnung darauf, Pflegekräften die Arbeit zu erleichtern, die Pflegearbeit insgesamt vielleicht sogar attraktiver zu machen, die Versorgungs- und Lebensqualität hilfe- und pflegebedürftiger Menschen zu erhöhen, Angehörige zu entlasten u.ä., wird stets von der Frage begleitet, ob mit dem Einsatz von Pflege-Robotern nicht vielleicht sogar Arbeitsplätze verloren gehen und Pflegepersonen ersetzt werden. Wie auch immer, wir können sicher sein, dass denjenigen unter uns, die sich mit Ethik als Profession und jene, die sich mit Pflegearbeit, deren Aufgaben, Anforderungen, Bedarfen, Belastungen, Herausforderungen und personorientierten Lösungen beschäftigen, die Arbeit in den kommenden Jahren nicht ausgehen wird. Bei all dem stellen wir fest, dass bislang nur wenige der so genannten „Pflege-Roboter" jenseits der Forschungslabore tatsächlich in der Alltagspraxis existent sind. Das heißt aber, dass wir auch aus pflegewissenschaftlicher Perspektive letztlich noch nicht viel über Wirkungen und Auswirkungen dieser Technologie auf die unterschiedlichen Nutzer und Nutzerinnen wissen.

Wir wollen nachfolgend das Forschungsprojekt RoboLand darstellen, das u.a. die Wirkungen und Auswirkungen so genannter Telepräsenz-Roboter im häuslichen Lebens- und Pflegearrangement von Personen mit Demenz erforscht. Hier wird es also konkret: Vor welche Fragen und Perspektiven stellt uns Pflegewissenschaftler Robotik „Vor-Ort"?

2 Technisierung (in) der Pflege im ländlichen Raum

2.1 Rahmenbedingungen

Forschungsaktivitäten, wie die im Projekt RoboLand, kommen nicht ohne Hinweise auf die Bevölkerungsentwicklung, die Zunahme der Lebenserwartung und die damit einhergehende Gesundheitsentwicklung der Bevölkerung aus. Besonderes Augenmerk gilt alten und hochbetagten Personen die durchaus (altersgemäß) vollständig gesund, aktiv und selbstständig sind oder aber jenen Personen, die gebrechlich und teilweise oder vollständig auf Hilfe angewiesen sind. Gerade deren Versorgung(-squalität) muss sichergestellt werden (Hülsken-Giesler/Daxberger 2018, S. 125). Oft sind es erwerbstätige oder teilweise schon berentete Familienangehörige und hier überwiegend Töchter und Schwiegertöchter, die die Betreuung und Pflege übernehmen und in der Versorgung von Personen mit Demenz „wesentliche Pfeiler" (Riedel-Heller 2018, S. 493) sind.

Besonders ländliche Regionen sind in Deutschland in mehrfacher Hinsicht von dieser Entwicklung betroffen: (1) Durch den Fortzug bzw. das Pendeln vom Wohnort zu weiter entfernten Arbeitsplätzen von Personen im erwerbsfähigen Alter, und (2) den Mangel an professionellen wie auch informellen Pflegepersonen (SVR 2014; Dammert 2009). Gerade das informelle Hilfe- und Pflegepotential zur Übernahme und Aufrechterhaltung häuslicher Pflege- und Betreuungsarrangements durch Angehörige schwindet zunehmend, da die Lebensbedingungen und Lebensverhältnisse sowohl der Pflegebedürftigen selbst als auch ihrer formellen HelferInnen strukturell und funktional immer weniger die entsprechenden Voraussetzungen hierfür bieten. Auch wenn mit den Pflegestärkungsgesetzen mit einer Neudefinition des Pflegebedürftigkeitsbegriffs etc. scheinbare Verbesserungen eingetreten sind, reicht die Unterstützung durch Pflegesachleistungen nicht aus, um eine langfristig stabile und qualitativ hochwertige Versorgung von Personen mit und ohne Demenz im erforderlichen breiten Umfang zu sichern. Gleiches gilt für die informellen familiären Versorgungsstrukturen, die nicht nur durch demografische Veränderungen, sondern insbesondere auch durch die Erosion der traditionellen „Normalfamilie" aufgrund der Zunahme pluraler Lebens- und Beziehungsformen erodieren. Verschärft wird dies durch den Wandel traditioneller Beschäftigungsverhältnisse, die ein hohes Maß sowohl an zeitlicher Flexibilität wie auch an räumlicher Mobilität erfordern (Dammert 2009; Eichhorst 2015). Pflegende Angehörige, die in der Regel selbst im Erwerbsleben stehen und weitere Familienarbeit leisten oder sich bereits im Rentenalter befinden, sind erheblichen Belastungen ausgesetzt. Gerade in der pflegerischen Versorgung der Gruppe der Personen mit Demenz können sich hierdurch erhebliche Lücken ergeben (Sütterling/Hossmann/Klingholz 2011; Riedel-Heller 2018).

Vor dem Hintergrund dieser tiefgreifenden, gesellschaftlichen und sozioökonomischen, Veränderungen, kommt der Sachverständigenrat zur Begutachtung der Entwicklung im Gesundheitswesen (SVR) im Jahr 2014 zu dem Schluss: „Besonders technikunterstütztes Case und Care Management und generell telematikgestütze Systeme (Tele-Nursing) dürften angesichts des zu erwartenden Zuwachses an allein lebenden Hochaltrigen und auch allein verbleibenden Hochaltrigen in (ländlichen) Regionen künftig an Bedeutung gewinnen und zu einem wichtigen Aufgabenfeld der ambulanten Pflegedienste werden, besonders in strukturschwachen Regionen." (SVR 2014, S. 509ff.).

Hier setzt das Forschungsprojekt *RoboLand* an, bei dem die Eignung, Wirkung und Einsatzfelder neuer technikgestützter Kommunikationsformen im häuslichen Umfeld in ländlichen Regionen identifiziert und Aussagen zu Potentialen in der professionellen Pflege von Personen mit Demenz und deren Angehörigen getroffen werden. Dieser „Technology-Pull"-Perspektive von Krings et al. (2014) folgend, sind primär die Bedürfnisse, Interessen und Vorlieben der techniknutzenden Personen der Ausgangspunkt der Überlegungen. Mit den Erkenntnissen aus dieser Perspektive sollen vor allem Anforderungsprofile für Voraussetzungen zum Einsatz und zur Weiterentwicklung der Telepräsenz-Robotik für Personen mit Demenz, deren pflegenden Angehörigen und den professionellen Hilfe- und Gesundheitsdiensten abgeleitet werden (Bleses et al. 2017).

2.2 Diskurs zur Robotik in der Pflege

Der Diskurs zu Robotern für die Pflege wird wesentlich von Hinweisen auf die oben genannten Entwicklungs- und Veränderungsprozesse angetrieben. Roboter und andere technische Assistenzsysteme sollen, trotz eines wachsenden Anteils an Pflegedürftigen, eines bereits vorhandenen Pflegefachkräftemangels (Becker 2018; Fehling/Dassen 2017) sowie einer hohen Arbeitsbelastung und Personalfluktuation von Pflegenden (Wallenfels 2016) dazu beitragen, eine pflegerische Versorgung (künftig) zu gewährleisten (Fehling/Dassen 2017). Das Thema Robotik in der Pflege weckt einerseits Hoffnungen, aber auch Befürchtungen bei nichtprofessionellen und professionellen Nutzergruppen (Becker 2018; Fuchs-Frohnhofen et al. 2018). So stehen Hoffnungen oder auch Wünsche, wie bspw. nach einer Entlastung bei zeitaufwendigen Routinearbeiten wie Dokumentation und Materialbestellung, beim Heben und Tragen von Personen, einer Entlastung bei Personalknappheit, oder auch nach mehr Autonomie und einer besseren Lebensqualität für Betroffene und Angehörige (Becker 2018, S. 237), Besorgnissen gegenüber, die eine erhebliche Spannbreite umfassen: Inwieweit wird eine zunehmende Technisierung und Digitalisierung der Pflege sichere Arbeitsplätze der Pflegenden bedrohen (Wagner 2018)? Vor allem von professionell Pflegenden wird die Sorge artikuliert, ob bei Pflegehandlungen, die sehr komplexe Situationen sind, in denen situationsbezogen und individuell auf den Patienten eingegangen werden muss, zwischenmenschliche Kontakte verloren gehen könnten (Becker 2018; Remmers 2018). Zudem gibt es die Befürchtung, dass Robotik, die ergänzend zum Gesundheitspersonal eingesetzt wird, Arbeitsabläufe soweit verändern, dass diese gestört werden oder eine Logik der Fremdbestimmung entstehen könnte (Hielscher et al. 2015). In direktem Zusammenhang hierzu steht fast selbstredend die grundsätzliche Frage nach der Akzeptanz bzw. der Offenheit professionell Pflegender gegenüber technischen Assistenzsystemen. Diese scheint eher von einer abwartenden, beobachtenden und einem wenig proaktiven Umgang bestimmt zu werden (Fehling/Dassen 2017). Im Kontext des hier nur kurz skizzierten Diskurses zur Robotik in der Pflege steht gleichwohl außer Frage, dass diese Entwicklung(en) einer wachsamen ethischen Begleitung bedarf (Remmers 2018).

3 RoboLand – Das Projekt

3.1 Hintergrund und Forschungsfrage

In zwei ländlichen strukturschwachen Regionen in Hessen[2] werden im Rahmen des Forschungsprojektes „*Telepräsenz-Roboter im häuslichen Lebens- und Pflegearrangement von Personen mit Demenz im ländlichen Raum (RoboLand)*" Möglichkeiten zum Einsatz von Telepräsenzrobotik für den Erhalt der *Selbstbestimmung, Mobilität* und *sozialer Teilhabe* von Personen mit Demenz und deren Angehöriger erforscht. Dies geschieht unter Berücksichtigung deren je individuellen, spezifischen Unterstützungsbedarfe in den häuslichen Lebens- und Betreuungsarrangements[3]. Eingesetzt wird (bislang) der Telepräsenz-Roboter „Double" der Firma Double Robotics[4]. Das System wird in die Häuslichkeit der hilfe- oder betreuungsbedürftigen Person (nachfolgend „adressierte" Person genannt) eingeführt und verbleibt dort. Es verfügt über ein selbstbalancierendes Fahrwerk und eine höhenverstellbare Teleskopstange, an deren oberen Ende ein Tablet (Apple „iPad") sowie eine zusätzliche Webcam befestigt ist. Das System muss zur Sicherstellung seiner Funktionsfähigkeit in eine dafür vorgesehene Ladestation navigiert werden. Die (Fern-)Steuerung (die ausschließlich von der ‚steuernden' Person möglich ist) erfolgt – in unserem Fall – von an- oder zugehörigen Personen sowie von Personen professioneller Hilfe- und Gesundheitsdienste (nachfolgend ‚steuernde' Person genannt) via Webinterface von einem Computer, Tablet oder Smartphone aus. Auf dem Display des „iPad" ist die „steuernde" Person zu sehen (Double Robotics 2018).

---

[2] Einer der in die Studie als Projektpartner eingebundenen Landkreise ist laut der aktuellen regionalen Bevölkerungsvorausberechnung von 2014 – 2030 der mit dem höchsten für 2030 prognostizierten Altersquotienten (68,8%) in ganz Hessen und einer Abnahme im Bevölkerungsstand von 14,4%.

[3] Hier spielen Fragen eine Rolle, die sich auf die Lebenssituation der je individuellen Person beziehen: Lebt sie alleine, im Familienverbund, wie ist das soziale Netzwerk aufgebaut und wie wirksam es ist, ist sie pflegebedürftig, wie hoch ist der Pflegegrad, sind profesonelle Dienste eingebunden etc.?

[4] Einen Eindruck von „Double" gibt der Webauftritt der Firma Double Robotics unter https://www.doublerobotics.com/.

Mit dem Forschungsprojekt *RoboLand* sollen sowohl pflegewissenschaftliche als auch ingenieurswissenschaftliche Fragen beantwortet werden. Die Erkundungen mit Personen mit Demenz in deren eigener Häuslichkeit und ihren – nicht im Haushalt lebenden – Angehörigen richten sich aus pflegewissenschaftlicher Sicht darauf, *wie, wann, warum* und *wozu* mobile Telepräsenz-Roboter genutzt werden und wie sich die Kommunikation und Interaktion zwischen der nicht körperlich anwesenden (das System „steuernden") Person und der „adressierten" Person mit Demenz darstellt. Dabei sollen die Reaktionen, Aktionen und emotionalen und sozialen (Aus-)Wirkungen von Personen mit Demenz in unterschiedlichen Situationen des Alltags im Fokus stehen.

Der Blick der Ingenieurwissenschaftler richtet sich auf die Anforderungen und das (Weiter-)Entwicklungspotential der Telepräsenzrobotik: Instrumentierbarkeit, Robustheit in der Bedienung, Systemsicherheit, Alltagstauglichkeit und Fehlermanagement.

3.2 Methodische Vorgehensweise

Der (Feld-)Forschungsansatz des multidisziplinären Forschungsteams bedient sich eines Methodenmixes, der sich an den Ansatz der fokussierten Ethnographie von Hubert Knoblauch (2001) anlehnt. Fokussiert wird die Nutzung von Telepräsenz-Robotern wie oben beschrieben in der Häuslichkeit der im Interesse stehenden Personen mit Demenz, ihrer Angehörigen und ggf. professioneller Leistungserbringer. Damit ist verbunden, dass der fokussierte Ausschnitt aus deren Lebenswelt möglichst genau erfasst wird[5]. Eine Vorgabe, *was* genau die „steuernde" bzw. die „adressierte" Person mit dem Telepräsenz-Roboter tun sollen oder *wie, wie oft* bzw. *wie lange* er genutzt werden soll, erfolgt(e) – vor dem Hintergrund des Forschungsdesigns und der o.g. Forschungsfrage – bewusst nicht. Die „steuernden" Personen erhalten lediglich

---

[5] Es liegt demnach auf der Hand, dass ein „klassisch" ethnographisches Vorgehen im Sinne möglichst langer, extensiver Feldaufenthalte (Knoblauch 2001; Hitzler 2007) hier an seine Grenzen stoßen würde. Umfangreiche Feldaufenthalte in Privatwohnungen dürften – abgesehen von der Frage nach deren Legitimation – ohne größere äußere Beeinflussung (Hitzler 2007) kaum möglich sein. Gleichwohl bietet gerade der Ansatz der lebensweltlichen Ethnographie (Honer 1999; Hitzler/Eisewicht 2016) wichtige Implikationen für das Projekt, denn das Forschungsinteresse bezieht sich insbesondere auf Ausschnitte aus der Lebenswelt der teilnehmenden Personen.

eine Einweisung in die Funktionalitäten des Systems und zur Bedienung. Auf Wunsch werden personenorientierte und situationsinduzierte Einsatzoptionen im je konkreten Fall mit den Nutzer*innen besprochen[6].

Die zentrale Datengrundlage bilden Beobachtungsprotokolle, und videographische Aufzeichnungen (Tuma/Schnettler/Knoblauch 2013) von Situationen, in denen Personen mit Demenz und deren Angehörige mit bzw. über Telepräsenz-Roboter kommunizieren und interagieren. Flankierend dazu werden (explorative) Interviews (Honer 2011) mit Angehörigen, den Personen mit Demenz (soweit deren demenzielle Entwicklung dies zulässt) und professionellen Leistungserbringern durchgeführt. Der zirkuläre Forschungsprozess orientiert sich dabei auch am von Glaser und Strauss vorgeschlagenen Konzept des „theoretical sampling" (2005), die Strukturierung des heterogenen Datenkorpus wiederum an der Situationsanalyse von Clarke (2012). Die Auswertung der Daten erfolgt nach der Methode der Sequenziellen Videointeraktionsanalyse nach Tuma et al. (2013).

3.3 Zur Komplexität der Forschung und des Forschungsfeldes

Zugang zum Feld

Um den Einsatz von Telepräsenz-Robotern im avisierten Feld untersuchen zu können, stehen Forschende grundsätzlich vor der Herausforderung, sich entsprechende Forschungsfelder zu erschließen. So stellen Proferl & Reicherts (2015) auf den 4. Fuldaer Feldarbeitstagen fest: „Vor jeder Forschung im Feld steht erst einmal der Zugang zum Feld." Bereits in einer frühen Projektphase wurde deutlich, dass die „Wege ins Feld" (Wolf 2005, S. 334ff.) mit internetbasierter Technik und Personen mit Demenz und deren (nicht im Haushalt lebenden) Angehörigen in ländlichen Regionen alles andere als leicht zu finden und zu beschreiben sind. Das Forschungsdesign sah vor, mit Hilfe so genannter

---

[6] Von den teilnehmenden Angehörigen, gesetzlichen Vertreterinnen und Vertretern und – wann immer möglich – den Personen mit Demenz wird die informierte Zustimmung zur Projektteilnahme eingeholt. Zusätzlich erfolgt in jedem Fall eine ethische Fallbesprechung (vertiefend: Ziegler/Treffurth/Bleses 2015). Das ethische Clearing erfolgte durch die Ethikkommisison der Deutsche Gesellschaft für Pflegewissenschaft.

Gatekeeper*innen (Wolf 2005) in Frage kommende Personen 1.) zu identifizieren und danach 2.) mit diesen in Kontakt zu kommen. Hierfür wurden mit Beginn des Projektes zwei Praxispartner in das Projekt eingebunden, die den Zugang zum Feld und zu den identifizierten Personen ermöglichen sollten.

Rasch wurde eben dieser Zugang zum bzw. der Einstieg in das Forschungsfeld „Häuslichkeit" und die Auffind- und Sichtbarkeit dieser Personengruppe zu einer der größten Herausforderungen im Forschungsprojekt: Das forschende Team war und ist in erheblichem Maße abhängig vom Engagement, der aktiven Mitwirkung und der „Zuarbeit" durch die Praxispartner/Gatekeeper. Nur durch sie gelang der Zugang: Sie allein hatten Kenntnisse über „adressierte" Personen/Familien, konnten geeignete teilnehmende Personen/Familien identifizieren und u. a. Kontakte mit dem Forscherteam anbahnen, dieses in deren Häuslichkeit begleiten, vor- oder nachgelagerte Fragen der Forschenden wie auch der Familien beantworten, und ebenso kannten sie das soziale Netzwerk der Personen und Familien.

Es verdichtete sich allerdings zunehmend der Eindruck, dass das *dominante* Engagement (Goffman 2009, S. 59) eher den zeitlichen und personellen Ressourcen für Aufgaben und (An-)Forderungen der eigenen Arbeit galt, so dass die Belange des Projekts im Tagesgeschäft von nachrangiger Bedeutung und *untergeordnetem* Engagement (Goffman 2009, S. 58) schienen. Ob dies ggf. mit der Einstellung der Gatekeeper gegenüber der Technologie (siehe Kap. 2.2) in Verbindung steht, ließ sich bisher nicht ergründen. Gleichwohl schien das Engagement für das Projekt für kurze Zeit immer dann zu steigen, wenn die Forschenden gezielte An- und Nachfragen (einer „Erinnerung" gleichend) nach (potentiell) geeigneten Personen stellten. So konnten Personen in das Projekt eingebunden werden, die Zeichen und Anzeichen für eine Demenz appräsentierten[7]. Zudem wurden bei Informationsveranstaltungen (potenzielle) Bedarfe zur Nutzung eines Telepräsenz-Roboters von Seiten der Angehörigen geäußert bzw. erkannt. Diese Überlegungen waren vor allem dadurch

---

[7] Oftmals fehlte bei den in unserem Interesse stehenden Personen eine (wie im Forschungsantrag festgelegt) medizinisch attestierte Demenzdiagnose. Das heißt, ob bei einer Person eine Demenz und – falls ja – in welcher Ausprägung vorliegt, ist vor allem durch Beschreibungen und Einschätzungen von Angehörigen und/oder Mitarbeitenden der Sozial- und Pflegedienste zu erschließen.

motiviert, dass Angehörige aufgrund einer Erwerbstätigkeit regelmäßig und für längere Zeiträume von zu Hause abwesend sind.

Teilnehmer*innen oder „Wie sag' ich's meinem Gegenüber?"

Sobald es gelungen war, eine Person zu identifizieren und die notwendige technische Infrastruktur sicherzustellen, galt es, Kontakt mit den Angehörigen aufzunehmen. Dabei stellte sich für die im Projektteam jeweils verantwortliche Person immer wieder die Frage: „Wie sag' ich's meinem Gegenüber?" Wie kann am wirksamsten und möglichst verständlich und nachvollziehbar vermittelt werden, worum es geht. In Anlehnung an eines der von Paul Watzlawick (1969) formulierten pragmatischen Axiome, stellten wir fest, dass Personen mit und ohne Demenz in unserem Vorhaben sehr viel schneller Sachverhalt und Inhalt verstehen und nachvollziehen konnten, wenn sie den Telepräsenz-Roboter vor Ort „analog" anschauen und in Aktion sehen konnten. Ungleich schwerer war es, dieses Verständnis in einem ersten Telefonkontakt herzustellen, wenn die Nachricht ausschließlich „digital" – hier per Telefon – vermittelt wurde[8]. Zu diesem Zeitpunkt war noch nicht klar, welche Bedeutung gerade diese Erkenntnis für den späteren Einsatz, die Nutzung und den Nutzen des Telepräsenz-Roboters haben sollte. Aus (Vor-)Gesprächen mit den Gatekeepern wurde rasch deutlich, dass die Diktion bei der Vermittlung von Informationen zum Projekt und zum Anliegen eine wichtige Rolle spielt. Denn: Noch immer haben wir es mit einer vielschichtigen „Marginalisierung des Demenzphänomens" zu tun. Und noch immer scheint die „Pathologisierung von Personen mit Demenz als Demenzkranke" dazu zu führen, dass „sie zu Randakteuren werden" (Beer/Ziegler/Bleses 2015:21). So wurde – gerade im ländlichen Raum mit seinen teilweise hochtransparenten Sozialstrukturen, in denen (anders als in der Stadt) noch jede*r jede*n kennt – der Hinweis der Gatekeeper sehr ernst genommen, dass Personen (Angehörige) ggf. nicht teilnehmen würden, wenn damit offenbar wird, dass die Mutter/der Vater eine Demenz hat. Mit

---

[8] Dabei kann jeweils davon ausgegangen werden, dass bei Personen (wie uns Forschenden auch) – sofern diese nicht z.b. interessensgeleitet und/oder berufsbedingt damit befasst sind – keine Vorstellung davon besteht, was ein Telepräsenzroboter/Telepräsenzsystem ist bzw. wie man sich ein solches Gerät und dessen Funktionsweise (auch nur ungefähr) vorstellen kann.

der Überlegung[9], ob die Verwendung von bzw. die Konfrontation mit Begriffen oder auch Begriffsketten wie „Robotik", „Roboter", „Pflege" negative Konnotationen bis hin zu Abwehrimpulsen bei den Angehörigen auslösen könnte, wurde bei Erstkontakten mit Angehörigen, zur Unterstützung der Vorstellungskraft wie zur Vermeidung besagter Begrifflichkeiten, lediglich von einem „mobilen Bildtelefon" gesprochen, auch wenn der Projekttitel ‚Robo-Land" zeigt, dass es um Robotik geht.

Gleichwohl war, ist – und bleibt – eine schnelle und nachvollziehbare Vermittlung, was ein Telepräsenz-Roboter ist, was er kann und welche Absichten und Ziele das Forschungsprojekt damit verfolgt, eine zentrale Aufgabe. Bei Erstkontakten zu Angehörigen gaben diese entweder teils sehr schnell und eindeutig die Rückmeldung, dass „so etwas" für sie „nicht in Frage kommt" oder sie wünschten sich (zunächst) schriftliches Informationsmaterial um „sich ein Bild machen" zu können. Die endgültige Entscheidung fiel immer dann, wenn Angehörige den Telepräsenz-Roboter in Augenschein nehmen und die Funktionalitäten selbst testen konnten.

Technische Voraussetzung als Herausforderung

Die eingesetzten Telepräsenz-Roboter sind internetbasiert, weswegen es erforderlich war, die Regionen hinsichtlich der technischen Voraussetzungen zu deren Implementierung zu erkunden. Bei den Erkundungen wurden signifikante Lücken in der Internetversorgung offenbar.[10] Entsprechend galt es immer wieder aufs Neue – teilweise bis auf die exakte Adresse eines einzelnen Haushalts bezogen – zu eruieren, ob überhaupt eine Internetinfrastruktur zur Verfügung steht, sei es kabelgebunden als DSL/VDSL, drahtlos als LTE, mit Hybridtechnologie oder via Satellit. Auch wenn bekannt war und ist, dass der

---

[9] Solche Überlegungen weisen darauf hin, dass sowohl von Seiten der Gatekeeper als auch des Forscherteams antizipiert wurde, dass der Einsatz von Robotern in der Pflege und Betreuung von hilfe- und pflegebedürftigen Personen auf Vorbehalte und schließlich zur Ablehnung führen könnte.

[10] Die Prüfung der Internetverfügbarkeit war im Ansatz bereits im Vorfeld mit vorbereitenden Projekten der Hochschule Fulda durchgeführt und dem Landkreis rückgemeldet worden. Die Verantwortlichen des Landkreises versicherten in ihrer Interessensbekundung, dass alle Voraussetzungen geschaffen sind, die dazu führen werden, dass bis Mitte des ersten Projektjahres (2017) der Landkreis mit stabilem Internet versorgt sein würde. Entsprechende Verträge waren bereits geschlossen. Dieser Ausbau verzögert sich allerdings bis zum heutigen Tag.

Ausbau der Internetbreitbandstruktur gerade in den ländlichen Regionen Deutschlands als nicht optimal gilt, hat sich dieses – auch politisch zu verantwortende – Manko während der Erkundungen zur Internetinfrastruktur bestätigt. Dieser Umstand hatte und hat nicht nur Auswirkungen auf zeitliche Ressourcen, die dadurch auf Seiten der Forschungsteams erheblich gebunden werden (bspw. da (extra) LTE-Antennen auf Dächern montiert, ausgerichtet, überwacht und gewartet werden müssen), sondern insbesondere auch darauf, dass die Frage der Zuverlässigkeit der Übertragungsgeschwindigkeiten die Funktionalitäten und „Instrumentierbarkeit" der Roboter beeinflusst und mithin – wie wir sehen – die Häufigkeit, Dauer sowie die Art ihrer Nutzung (Ziegler/Dammert/Bleses 2018).

(Vielfältige) Anforderungen für Angehörige

Nachdem sich Angehörige zur Mitwirkung an der Studie entschieden hatten, wurden sie sehr bald in verschiedenster Art und Weise in das Forschungsprojekt eingebunden und aktiv gefordert. Gerade sie mussten sich umfassend mit der Technik der Telepräsenzrobotik auseinanderzusetzen, lernen das System (regelmäßig) zu benutzen, Protokolle über die Nutzung zu führen, Fragen an die Forschenden zu formulieren und auf je unterschiedliche Weise zu adressieren (z.B. WhatsApp, SMS, Anrufe, Mails) und ggf. technische Probleme mit dem Telepräsenz-Roboter (mit) zu lösen. Angehörige, die – zunächst für sich selbst – einen Nutzen des Telepräsenz-Roboters erkennen wie bspw. die visuelle und auditive Kontaktaufnahme, die sichtbare Einschätzung des Befindens oder die „virtuelle" Überbrückung von räumlicher Distanz, stehen sodann vor der Herausforderung, die angehörige Person mit Demenz für eine Teilnahme an der Studie zu interessieren und ggf. Ängste und Bedenken zu nehmen, ohne diese jedoch in irgendeiner Art und Weise zu „drängen". Seitens der Personen mit Demenz konnten neben der Neugier am System teilweise Vorbehalte gegenüber dem Einsatz eines Telepräsenz-Roboters beobachtet werden. Ihnen schien die Nutzung dieser Technik – oftmals im Gegensatz zu ihren Angehörigen – nicht immer nachvollziehbar, auch dann nicht, wenn ihnen das Gerät in ihrer eigenen Häuslichkeit „im Einsatz" vorgeführt wurde. Teilweise äußerten die Personen mit Demenz konkret, mit der Bedienung des Telepräsenz-Roboters „überfordert" zu sein oder „nicht zurecht zu kommen". Und doch ließen sie sich auf das „Experiment" ein, beispielsweise mit den Worten:

„Wenn mein Sohn meint, dass das gut ist, dann machen wir's so" (Gesprächsnotiz Spieler).

Das Sample

Ein halbes Jahr nach Projektstart konnten vier Frauen und ein Mann im Alter zwischen 80 und 91 Jahren für die Teilnahme am Projekt gewonnen werden. Zwei Söhne sind Hauptansprechpartner für ihre Mütter und das Projetktteam, eine Tochter für ihren Vater und je drei Töchter für deren Mütter. Drei Frauen haben eine frühe und im Verlauf des Interventionszeitraumes erkennbar zunehmende Demenz. Eine Tochter wohnt fußläufig entfernt vom Vater, ein Sohn hat ca. 15 Kilometer Fahrstrecke, ein anderer 120 Kilometer, um die Mutter zu besuchen, und alle anderen Angehörigen leben zwischen 350 und 500 Kilometer entfernt von Ihren alleinlebenden Angehörigen.

3.4 Beobachtungen im Forschungsfeld

Nach einem erfolgreichen Feldzugang zeigte sich, dass Personen mit Demenz den Telepräsenz-Roboter nach kurzer Zeit geradezu unbefangen und wie selbstverständlich in ihren Lebensalltag integrierten, was sich im Langzeitversuch[11] verstetigte und weiter unten zu sehen sein wird. Die Nutzungsfrequenz des Telepräsenz-Roboters in den Familien variiert zwischen 1-2 Mal in der Woche und 3-5 Mal am Tag, die Nutzungsdauer zwischen 10 und 60 Minuten pro Kontakt.

Neben der zentralen Frage, wie die „adressierten" Personen den Einsatz des Telepräsenz-Roboters erleben, war von hohem Interesse, ob die „steuernde" Person das Gefühl einer Anwesenheit („feeling of being there") in einem entfernten Raum erlebt (Wirth/Hofer 2008; Steuer 1992) und appräsentiert. Die Präsenzforschung unterscheidet hierbei zwischen verschiedenen Formen des Präsenzerlebens: „spatial presence", „social presence", verstanden als „sense

---

[11] Im Verlauf des Projektes wurde deutlich, dass Herausforderungen in Bezug auf die Internetbreitbandinfrastruktur, das Engagement von Gatekeepern und von Angehörigen vom Projektteam nicht beeinflussbar waren. Dies führte zu einer wesentlichen Modifikation des Forschungsdesigns und der damit einhergehenden Durchführungsplanung: Ein einmal in einem Haushalt respektive Alltag implementiertes Telepräsenz-System verblieb – in enger Absprache mit den Familien – bei der nutzenden Person und wurde im Langzeitversuch beobachtet.

of interacting with others" sowie „co-presence" als „sense of being co-located with others" (Lee 2004; Jeandrain 2001). Eine wichtige Komponente des (Tele-)Präsenzempfindens ist die so genannte Immersion, d.h. das „Gefühl des Eintauchens" bzw. der „Involviertheit" in die durch den Telepräsenz-Roboter vermittelte (entfernte) Umgebung. Je höher der Grad der mentalen und physikalischen Immersion ist, desto intensiver wird das Präsenzempfinden erlebt. (Pongrac 2008; Sherman/Craig 2003).

Den derzeitigen heuristischen Annahmen folgend, erleben betreuende Angehörige durch den Einsatz eines Telepräsenz-Roboters scheinbar ein Präsenzgefühl. Ein solches Anwesenheitsgefühl im entfernten Raum („feeling of being there" oder „wie da sein"), zeigte sich daran, dass die (fern-) „steuernden" Personen nicht davon sprechen, „den Roboter" oder „das Gerät" zu bewegen/zu navigieren, sondern sie formulieren: „Ich drehe mich mal" oder „ich stehe dir im Weg" (vgl. Video 2017_12_10).

Präsenzerleben scheint sich auch auf Seiten der „adressierten" Person einzustellen. Wir konnten beobachten, dass eine adressierte Person ihrer Tochter – die auf dem Bildschirm und den Lautsprecher des Telepräsenz-Roboters zu sehen und zu hören war – etwas zu Essen anbot. Scheinbar hatte sie zeitweilig – und zunehmend häufiger – ein Erleben, „als ob" die Tochter tatsächlich physisch im Raum anwesend wäre. Dennoch realisierte sie kurz darauf, teilweise lachend, dass die Tochter „doch nicht da" ist. Bestätigt wurde diese Annahme sowohl durch Videoaufzeichnungen als auch durch Interviewaussagen der Tochter:

> „Sie hat uns ja dann häufiger zu Essen angeboten und (...) sie hat dann auch immer wieder gesagt „ja stimmt ja ihr seid ja gar nicht da". (vgl. 2018_06_07_Interview_K&L. Z. 88-91) Wenn sie dann gesagt hat „ja und was willst du essen"? (?), und dann fiel ihr wieder ein, ach wir sind ja gar nicht da". (ebenda: 95-97).

Und doch betonte die Tochter:

> „Für mich persönlich war es eine sehr positive Erfahrung und unsere Mutter hat sich eigentlich nach relativ kurzer Eingewöhnungszeit gut damit anfreunden können, mit der Sache und es war vielleicht sogar auch so, dass

sie ganz oft gewartet hat, dass wir uns wieder aufschalten." (vgl. 2018_06_07_Interview_K&L. Z. 21-24).

Hieran wird offenbar, wie wichtig ethische Fragestellungen sind, die sich bspw. damit befassen, ob oder bis wann telepräsente Interventionen ggf. für bestimmte Personen mit einem bestimmten Grad der Demenz eingesetzt werden können. Dies, um auf der einen Seite höchstmöglichen Nutzen (z. B. Präsenzgefühl) zu schaffen, auf der anderen Seite aber auch im Blick zu haben, ob robotische Interventionen z. B. (nur) zu Irritationen und gar zu Konfusionen führen.

Generell weisen die Beobachtungen auf die vielfältigen Anwendungs- und Nutzungsmöglichkeiten eines Telepräsenz-Roboters im Lebensalltag von hilfebedürftigen Personen hin. So beispielsweise für Aktivitäten, die „gemeinsam" durchgeführt werden, wie Aufräumen des Kühlschranks, Auswählen des Mittagessens für den kommenden Tag, Aussuchen der Kleidung für einen Besuch oder sich (einfach) Gesellschaft zu leisten. Oder aber um, im Sinne eines Monitorings, die Trinkmenge zu beobachten und zu kontrollieren, ob und welche Medikamente eingenommen werden oder ob (wenn vorgesehen) das Hausnotrufsystem „getragen" wird. Die Möglichkeit der gegenseitigen visuellen Wahrnehmung durch einen Telepräsenz-Roboter ist in seinen Auswirkungen nicht zu unterschätzen. Dabei wird die breitere Wahrnehmungsmöglichkeit, die ein solches System im Vergleich zu einem Telefon bietet, auch davon beeinflusst, wie der Telepräsenz-Roboter genutzt wird: Nutzt die „steuernde" Person beispielsweise die Navigationsfunktion, um sich besser im Raum umsehen zu können? Welche technischen Funktionen bietet die Kamera, z. B. Weitwinkel, Höhenverstellbarkeit, Auflösung des Bildes? Traut sich die „steuernde" Person überhaupt zu, den Telepräsenz-Roboter zu navigieren und einzelne technische Funktionen zu nutzen? Die Häufigkeit, Dauer und die Art der Nutzung ist, wie oben erwähnt, nicht nur davon abhängig, ob und wie zuverlässig die Technik (und die Software) des Systems funktioniert, sondern sie scheint auch abhängig vom Motiv der Angehörigen, insbesondere vom Grad der Sorge und der Verantwortung um und für die alleine lebende hilfebedürftige Person zu sein. Angehörige berichten in Interviews, dass es sie beruhigt, wenn sie beobachten können, dass die ältere Person bspw. etwas und etwas „Richtiges" isst oder den Notrufknopf trägt. Zudem stellen sie fest, dass sich die Gesprächsdauer durch den Telepräsenz-Roboter im Vergleich zu Telefonaten erhöht hat:

> „Ja, weil man auch mehr sieht (...) man sieht halt, wenn da irgendwas in der Küche (...) einfach Neugier, was, was hast du denn da? Auch so, das würde man beim Telefonieren nicht sehen, ja, da hat man auch so einen Aufhänger". (vgl. 2018_05_05_Interview_Spieler, Z: 383-387).

Auf die Frage, ob solche „Aufhänger" dann den nächsten ergeben, antwortet die befragte Angehörige:

> „Ja genau. (...) Hast ja so viele Töpfe darumstehen, was machst du denn da? So etwas eben (...). Und jetzt hatte sie, ich sag, wo hast du denn die Äpfel her? Ehm ja die hab' ich mir jetzt mitgebracht vom Bäcker, da will ich jetzt einen essen. Ja, sag ich, gut so, brauche ich keinen mitzubringen (lachen) (vgl. 2018_05_05_Interview_Spieler, Z. 387-392).

Mit Blick auf Belastungssituationen für die „steuernden" Personen zeigen sich jedoch die strukturellen Grenzen der Telepräsenz: In antizipierten oder beobachteten Krisensituationen weiß die „steuernde" Person, dass sie „nicht da ist" und immer nur und allenfalls verbale Hilfe leisten kann. Sie kann nicht händisch (hands on) eingreifen, bspw. bei einem Sturz, oder sei es, dass sie bei einer (plötzlich) auftretenden Krise, Traurigkeit oder Verwirrtheit die hilfebedürftige Person nicht berühren (in den Arm nehmen) kann: „da und doch nicht da".

Insbesondere aus Sicht der hilfebedürftigen Personen scheint ein Vorzug der Kommunikation via Telepräsenz-Roboter darin zu liegen, dass sie Freiheitsgrade im (kommunikativen) Handeln bietet sowie in bestimmten Situationen dazu beiträgt, Komplexität (der Situationen und Deutungen) zu reduzieren. Denn da die „adressierte" Person keinen Telefonhörer halten und keine Lautsprechfunktion bedienen muss, ist es ihr möglich, sich nicht nur während eines Gesprächs – für die „steuernde" Person sichtbar und deutbar – einer Tätigkeit „mit beiden Händen" nachzugehen. Das Hören, Sehen und Begleiten ohne direkten Körperkontakt mit einem technischen Gerät lässt somit Aktivitäten der „adressierten" Person zu, die „währenddessen", in seiner wahren Wortbedeutung „beiläufig", zu erledigen sind (das Kaffeekochen, das Öffnen und

Zeigen eines Briefes, das Herausholen von Lebensmitteln aus dem Kühlschrank und Zeigen des Verfallsdatums auf der Verpackung, das Aufräumen, etwas suchen, notieren, holen, ablegen, aufheben etc.). Dabei kann sie – ohne dies verbalisieren zu müssen – für die „steuernde" Person sichtbar mimisch und gestisch ausdrücken oder (einfach) auf Dinge zeigen. Dies kann insbesondere dann hilfreich sein, wenn die Person aufgrund kognitiver Einschränkungen nicht mehr in der Lage ist, Gegenstände oder Sachverhalte zu benennen oder zu beschreiben, oder ihre Handlung, Handlungsabsichten sowie ihre aktuelle emotionale und/oder physische Befindlichkeit (eindeutig) zu verbalisieren. Zudem kann sie Dritte Personen, bspw. Besuch, der währenddessen im Raum ist, in das Gespräch einbeziehen. Es kann also eine Teilhabe am Alltag erlebt und gestaltet werden, wie dies bei einem Telefonat – wenn überhaupt – nur eingeschränkt möglich wäre.

Gleichwohl zeigen unsere Beobachtungen und Analysen im Forschungsprojekt RoboLand, wie schmal der Grat zwischen den (potentiellen) Vorteilen telepräsenter robotischer Interventionen einerseits und (potentiellen) Nachteilen bzw. Herausforderungen andererseits ist. Bisher in der Forschung wenig beachtet ist die Frage, welche Auswirkungen Telepräsenz-Roboter auf die damit initiierten Interventionen, d. h. auf die Art und Weise und den Ablauf von Interaktionen, auf die Kommunikation sowie auf das emotionale Erleben der nutzenden Personen haben (können). Und zwar in einem Maße, das überraschend ist, zu bedenken gibt, und das bislang gar nicht oder nur wenig im Fokus der Forschung steht. Unsere Ergebnisse zeigen, dass die einseitige Bedienbarkeit des Telepräsenz-Roboters durch die „steuernde" Person sowohl Entlastungs- als auch Belastungspotential hat. Die Funktion des Systems, sich ohne das Zutun der (ggf. hilfebedürftigen) „adressierten" Person per Telepräsenz-Roboter in deren Lebenswelt respektive Alltagswelt „zu begeben", kann diese einerseits entlasten, da sie sich nicht mit dem Handling des Systems beschäftigen oder wissen muss, wie das System zu bedienen ist. Andererseits wird sie dadurch aber gewissermaßen (hilflos) in eine Situation hineingeworfen, der sie sich kaum mehr entziehen kann[12]. Die „steuernde" Person ist diejenige, bei der das Hauptengagement (Goffman 2009, S. 59) für die Kontaktaufnahme

---

[12] Dies auch deshalb, weil die „adressierte" Person den „Anruf" weder bestätigen muss noch ihn ablehnen kann.

liegt. Sie kann nicht einschätzen, ob ihr „Anruf" passend sein wird oder ungelegen kommt.

So ist die „adressierte" Person einem eingehenden „Anruf" quasi „ausgeliefert". Sie kann ihn nicht ablehnen, die anrufende, „steuernde" Person „ist", bzw. „steht", plötzlich „wie im Raum". Sofern sich die „adressierte" Person nicht bewusst in den Weg stellt, (und dann eine Kollision riskiert) und dabei selbst gar zu Schaden kommt oder versucht, den Roboter aus dem Weg zu räumen, ihn gar umwirft (was zu Funktionsunfähigkeit führen könnte), hat sie keinen Einfluss darauf, wie und wohin die „steuernde" Person den Telepräsenz-Roboter navigiert. Überaus interessant ist in einem solchen Fall die Frage, wem sie den Weg abschneiden würde, dem Roboter oder der „steuernden" Person (z. B. der Tochter). Erinnert sei an dieser Stelle zudem an das oben erwähnte Präsenzerleben („Ich drehe mich mal um"): Wie würde dies empfunden und welche Auswirkung hätte ein solcher „Vorfall" wiederum auf die soziale Beziehung und auf künftige Nutzung, Begegnungen, Interaktionen? Ferner: Wer haftet, wenn ein Sach- oder gar ein Personenschaden entsteht, der Roboter als „e-person" mit dem Status einer „rechtlichen Entität" (Hanika 2018, S. 287), die nutzenden Personen oder gar die Betreiber?

Bei der Analyse des Datenmaterials erweisen sich Goffmans Beschreibungen sozialer Ordnung auf der mikrosoziologischen Ebene als überaus hilfreich, so bspw. bei der Frage, ob und welche Interaktionsrituale während einer telepräsenten robotischen Intervention beobachtbar sind und ob und wie diese sich von Ritualen bei nicht-robotischen Begegnungen unterscheiden. Zu denken wäre hier beispielsweise an „positive" und „negative Rituale", wie sie Goffman als „Zuvorkommenheits-" oder „Vermeidungsrituale" analysiert und beschrieben hat (Goffman 1994). Oder wenn wir berücksichtigen, dass die hilfebedürftige Person von sich aus die telepräsente Begegnung vor dem Hintergrund der einseitigen Bedienung nicht beenden kann. Wie müssen wir hier, wiederum nach Goffman (2009), die „Territorien des Selbst" verorten? Wie verteilen sich – auf beiden Seiten – Erfahrungen und Gefühle von Macht und Ohnmacht, von Nähe und Distanz? Das vielleicht hervorstechendste Merkmal des Telepräsenz-Roboters, nämlich die Ermöglichung einer gegenseitigen visuellen Wahrnehmung, scheint nicht nur positiv, sondern für beide Kommunikations- und Interaktionspartner durchaus ambivalent zu sein. Denn es könn(t)en dadurch auch Defizite, Unsicherheiten oder emotionale Befindlichkeiten u.a. durch sichtbare Gestik, Mimik, Körperhaltung erkennbar – und interpretierbar – werden, die ansonsten (einfacher) verborgen oder überspielt werden könnten. Verleitet dies, bewusst oder unbewusst, während einer telepräsenten Intervention dazu, unseren Eindruck auf andere zu steuern und mit welchen Belastungen oder Herausforderungen ist dieses „Impression Management" (Goffman/Dahrendorf 2017) ggf. verbunden? Die Möglichkeit zur visuellen Wahrnehmung kann, wie beschrieben, zu einer Verbesserung bzw. zu einer Vereinfachung von Deutungsmöglichkeiten (Komplexitätsreduktion) führen. Es können dadurch aber bspw. auch Einsamkeit, Hilflosigkeit, Trostlosigkeit oder auch eine Überforderung der hilfebedürftigen Person in der Bewältigung ihres Alltags plötzlich in einer (unerwarteten) Weise – im Sinne der analogen Kommunikation – sichtbar werden, die vorher nicht wahrgenommen oder u. U. auch einfacher verdrängt werden konnten.

> „(…) das ist uns bestimmt in dieser Zeit auch klarer geworden, wie stark sich [die Demenz] verstärkt hat. Weil, wenn wir sie nur am Telefon hatten, konnten wir wirklich manches dann doch nicht so gut einschätzen. Also durch diese Situation mit dem Robbie waren wir näher dran an ihr noch und konnten sehen – ach, es ist ja schon schlimmer als wir dachten." (vgl. 2018_06_07_Interview_K&L., Z.109 -113).

Sorgen und Ängste dieser Art können bereits vor („was werde ich gleich wohl sehen?"), während oder auch nach einer Intervention als nachhängende „Bilder im Kopf" auftreten. Unsere Beobachtungen verweisen darauf, dass wir den Blick auch auf die im Rahmen der Präsenzforschung für gewöhnlich beschriebenen Formen des Präsenzerlebens deutlich schärfen und erweitern müssen. So kann zwar festgestellt werden, dass Angehörige ein Gefühl von räumlicher, sozialer oder auch von Ko-Präsenz erleben, also ein „wie da sein". Jedoch scheinen sie auch ein Gefühl zu erleben, das wir als ein „da und doch nicht da sein" beschreiben möchten. Diese Art des Erlebens wird, wie bereits oben beschrieben, vor allem in antizipierten oder beobachteten Krisensituationen in hohem Maße relevant, denn „wie da sein", bedeutet eben „nicht da (zu) sein". Auch scheint es, als würden Angehörige umso mehr dazu neigen, einen gewissen „Druck" auf die hilfebedürftige Person auszuüben, je fragiler, je weniger beeinflussbar sie ihre eigene Situation (z.B. räumliche Entfernung oder das Wissen, dass sie das System, falls es aus- oder umfällt, selbst nicht sicher wieder herstellen können), die Situation der hilfebedürftigen Person, wie auch die der Technik wahrnehmen[13] bzw. einschätzen und deuten. Beispielsweise wenn Angehörige die Intervention unvermittelt damit beginnen, (zunächst) eine Art Prioritätenliste im Sinne eines Monitorings „abzuarbeiten", d.h. sie sich über direkte Fragen – und teils mit einem gewissen Nachdruck – vergewissern wollen, „dass alles in Ordnung ist". Wir können hier teils einen Paternalismus oder eine Parentifizierung (Graf/Frank 2001) in der Interaktion wie in der Kommunikation beobachten. Von Bedeutung ist hier, ob dies unter Bedingungen einer tatsächlichen physischen Anwesenheit in gleichem Maße zu beobachten wäre.

3.5 Resümee

Robotik in der Pflege und die Digitalisierung von Pflege werden zunehmend als zukunftsweisende und hoffnungsvolle Technologien zur Verbesserung der pflegerischen Versorgung gehandelt. Ausgeblendet wird aber (bewusst, unbewusst oder aus einer empfindlichen Kompetenzlücke heraus) die Mehrdimensionalität und Komplexität des Pflegerischen. Dennoch erobern Roboter, die entweder speziell für den Einsatz in der Pflege entwickelt werden oder die auch in der Pflege eingesetzt werden könnten, zunehmend die wissenschaftliche wie öffentliche (mediale) Aufmerksamkeit. Dabei haben die wenigsten Systeme (tatsächlich) den Weg von den Forschungslaboren in ein stationäres oder gar häusliches Setting, d.h. in die Praxis und zum Menschen „beschritten". Vor diesem Hintergrund können die im Forschungsprojekt *RoboLand* gewonnenen Erkenntnisse einen wertvollen Beitrag dazu leisten, um einen solchen Weg in die Praxis – und über rein ingenieurswissenschaftliche Aspekte hinausgehend – zu bahnen. Dass es sich lohnt, diese durchaus mühevolle Pionierarbeit zu leisten und den Weg zu bahnen, zeigen unsere bisherigen Beobachtungen im Forschungsfeld: Wir erkennen, dass und welches Nutzenpotential die Implementierung von Telepräsenzrobotik sowohl für Angehörige wie auch für hilfebedürftige Personen haben kann. Es zeigt sich jedoch auch,

---

[13] Zu nennen wären hier bspw. Störungen des Videosignals (u.a. Standbild), des Audiosignals bis hin zu einem vollständigen Verbindungsabbruch.

wie überaus komplex und zugleich unerforscht robotische telepräsente Interventionen in ihren Auswirkungen auf das Handeln, die Kommunikation wie auch auf die emotionale Befindlichkeit der beteiligten Personen sind. Gerade hier sehen wir weiteren Forschungsbedarf, zumal die bislang vorliegenden Untersuchungen zur Telepräsenzrobotik in der Pflege vorwiegend bis ausschließlich Fragen bspw. zur Akzeptanz, zum technischen Handling und den wünschenswerten technischen Verbesserungen in den Vordergrund stellen (Orlandini et al. 2016). Und selbst wenn Moyle et al. (2017) in ihren Untersuchungen zur Verbesserung der sozialen Verbundenheit („social connectedness") von Personen mit Demenz ein Potential durch Telepräsenz-Roboter feststellen, so kann es nicht dabei bleiben. Vielmehr müssen wir fragen, was dies aus unterschiedlichsten (Nutzer-)Perspektiven (dann) eigentlich bedeutet. Nicht zuletzt um ethisch begründete Aussagen darüber treffen zu können, unter welchen Voraussetzungen Telepräsenzrobotik in der Pflege und Betreuung hilfebedürftiger Personen – d.h. für welche Personen und in welchen Situationen – (überhaupt) empfohlen werden kann. Weiteren Forschungsbedarf sehen wir auch hinsichtlich des Präsenzerlebens und der verschiedenen Formen von Präsenzerleben und Immersion. Wir erkennen, dass solche Fragen bedeutungsvoll sind, doch scheint es uns nicht ausreichend zu sein festzustellen, ob und welches Präsenzerleben stattfindet; wir müssen dezidiert danach fragen, wie Präsenz erlebt wird und mit welchen Konsequenzen – denken wir nur an das oben geschilderte „da und doch nicht da". Und wir müssen im Blick behalten, dass sich Forschung zu Präsenz und Immersion in der Regel auf Virtual Reality (VR) bezieht, damit haben wir es jedoch nicht zu tun, denn das Bild – oder besser, das Geschehen – das über einen Telepräsenz-Roboter vermittelt wird, ist nicht virtuell, es ist real, technisch vermittelte und erlebte Narration und keine bloße Fiktion.

4 Literatur

Becker, H. (2018): Robotik in der Gesundheitsversorgung: Hoffnungen, Befürchtungen und Akzeptanz aus Sicht der Nutzerinnen und Nutzer. In: Bendel, O. (Hrsg.): Pflegeroboter. Wiesbaden: Springer Gabler. S. 229–248.

Beer, T./Bleses, H.M./Ziegler, S. (2015): Personen mit Demenz und robotische Assistenzsysteme – Ethnographische Erkundungen zu Randakteuren der Pflege. In: Pflege & Gesellschaft. 20(1): 20-36.

Bleses, H.M./Ziegler, S./Füller, M./Beer, T. (2017): Personen mit Demenz und Telepräsenzroboter: Virtuelle Begegnungen in Alltagssituationen. In: Pfannstiel, M.A./Krammer, S./Swoboda, W. (Hrsg.): Digitale Transformation von Dienstleistungen im Gesundheitswesen III. Impulse für die Pflegepraxis. Wiesbaden: Springer Gabler. S. 221-232.

Clarke, A.E. (2012): Situationsanalyse: Grounded Theory nach dem Postmodern Turn. Wiesbaden: Springer VS.

Dammert, M. (2009): Angehörige im Visier der Pflegepolitik: Wie zukunftsfähig ist die subsidiäre Logik der deutschen Pflegeversicherung? Wiesbaden: Springer VS.

Double Robotics (2018): Double Robotics – Telepresence Robot for Telecomputers. (Online) http:www.doublerobotics.com/double2.html. (22.04.2018).

Eichhorst, W. (2015): Der Wandel der Erwerbsformen in Deutschland. Bonn: IZA. (IZA Standpunkte Nr. 78).

Fehling, P./Dassen, T. (2017): Motive und Hürden bei der Etablierung technischer Assistenzsysteme in Pflegeheimen: Eine qualitative Studie. In: Klinische Pflegeforschung. 3: 61-71. (Online) https://doi.org/10.6094/KlinPfleg.3.61 (22.04.2018).

Fuchs-Frohnhofen, P./Blume, A./Ciesinger, K.G./Gessenich, H./Hülsken-Giesler, M./Isfort, M./Jungtäubl, M./Kocks, A./Patz, M./Weihrich, M. (2018): Memorandum „Arbeit und Technik 4.0 in der professionellen Pflege". Würselen: MA&T Sell & Partner.

Glaser, B.G./Strauss, A.L. (2005): Grounded Theory: Strategien qualitativer Forschung, 2. Aufl. Bern et al.: Huber.

Goffmann, E. (1994): Interaktionsrituale: Über Verhalten in direkter Kommunikation. Frankfurt am Main: Suhrkamp.

Goffman, E./Dahrendorf, R. (2017). Wir alle spielen Theater: Die Selbstdarstellung im Alltag. (Übers. P. Weber-Schäfer) 17. Aufl. München, Berlin, Zürich: Piper.

Goffman, E./Wiggershaus, R. (2009): Das Individuum im öffentlichen Austausch: Mikrostudien zur öffentlichen Ordnung (1. Aufl., [Nachdr.]). Frankfurt am Main: Suhrkamp.

Graf, J./Frank, R. (2001). Parentifizierung: Die Last, als Kind die eigenen Eltern zu bemuttern. In: Walper, S./Pekrun, R. (Hrsg.): Familie und Entwicklung: Aktuelle Perspektiven der Familienpsychologie. Göttingen: Hogrefe. S. 314-341.

Hanika, H. (2018): Digitalisierung und Big Data im Universum des Rechts. Zur guten digitalen Ordnung am Beispiel der Gesundheitswirtschaft. o. O.

Hajek, A./Lehnert, T./Wegener, A./Riedel-Heller, S.G./König, H.H. (2018): Langzeitpflegepräferenzen der Älteren in Deutschland – Ergebnisse einer bevölkerungsrepräsentativen Umfrage. In: Gesundheitswesen. 80(8/9): 685–692.

Hessisches Statistisches Landesamt (2018): Zahlen und Fakten: Tabellen Bevölkerung. (Online) https://statistik.hessen.de/zahlen-fakten/bevoelkerung-gebiet-haushalte-familien/bevoelkerung/tabellen/#Bevoelkerungsveraenderung (09.03.2019).

Heuchert, M./König, H.H/Lehnert, T. (2017): Die Rolle von Präferenzen für Langzeitpflege in der sozialen Pflegeversicherung – Ergebnisse von Experteninterviews. In: Gesundheitswesen. 79(12): 1052–1057.

Hielscher, V./Nock, L./Kirchen-Peters, S. (2015): Technikeinsatz in der Altenpflege: Potenziale und Probleme in empirischer Perspektive. Baden-Baden: Nomos. (Forschung aus der Hans-Böckler-Stiftung ; 178).

Hitzler, R. (2007): Ethnographie. In: Buber, R./Holzmüller, H.H. (Hrsg.): Lehrbuch Qualitative Marktforschung: Konzepte-Methoden-Analysen: Wiesbaden: Gabler. S. 207-218.

Hitzler, R./Eisewicht, P. (2016): Lebensweltanalytische Ethnographie – im Anschluss an Anne Honer. Weinheim, Basel: Belz Juventa.

Honer, A. (1999): Bausteine zu einer lebensweltorientierten Wissenssoziologie. In: Hitzler, R./Reichert, J./Schröer, N. (Hrsg.): Hermeneutische Wissenssoziologie: Standpunkte zur Theorie der Interpretation. Konstanz: UVK. S. 51-67.

Honer, A. (2011): Kleine Leiblichkeiten: Erkundungen in Lebenswelten. Wiesbaden: VS.

Hülsken-Giesler, M./Daxberger, S. (2018): Robotik in der Pflege aus pflegewissenschaftlicher Perspektive. In: Bendel, O. (Hrsg.): Pflegeroboter. Wiesbaden: Springer Gabler. S. 126-139.

Jeandrain, A.C. (2001): The Role of Telepresence in Exploratory Consumer Behavior. Presence 2001 – The Forth Annual International Workshop on Presence. (Online) http://www.temple.edu/presence2001/index.htm (22.04.2018).

Knoblauch, H. (2001): Fokussierte Ethnographie: Soziologie, Ethnologie und die neue Welle der Ethnographie. In: Sozialer Sinn. 2(1): 123–141.

Krings, B./Böhle, K./Decker, M./Nierling, L./Schneider, C. (2014): Serviceroboter in Pflegearrangements. In: Decker, M./Fleischer, T./Schippl, J./Weinberger, N. (Hrsg.): Zukünftige Themen der Innovations- und Technikanalyse. Lessons learned und ausgewählte Ergebnisse. Karlsruhe: KIT Scientific Publishing (KIT Scientific Reports; 7668). S. 63–121.

Lee, K.M. (2004): The Multiple Source Effect and Synthesized Speech. In: Human Communication Research. 30: 182–207.

Moyle, W./Arnautovska, U./Ownsworth, T./Jones, C. (2017): Potential of telepresence robots to enhance social connectedness in older adults with dementia: an integrative review of feasibility. In: International Psychogeriatrics. 29: 1951–1964.

Orlandini, A./Kristoffersson, A./Almquist, L./Björkman, P./Cesta, A./Cortellessa, G./Coradeschi, S. (2016): ExCITE Project: A Review of Forty-Two Months of Robotic Telepresence Technology Evolution. In: PRESENCE: Teleoperators and Virtual Environments. 25(3): 204–221. (Online). https://doi.org/10.1162/PRES_a_00262 (22.04.2018).

Pongrac, H. (2008): Gestaltung und Evaluation von virtuellen und Telepräsenzsystemen an Hand von Aufgabenleistung und Präsenzempfinden. Dissertation Universität der Bundeswehr München. (Online) https://d-nb.info/101550308X/34 (22.04.2018).

Proferl, A./Reicherts, J. (2015): Wege ins Feld: Methodologische Aspekte des Feldzugangs. Essen: Oldib Verlag.

Remmers, H. (2018). Pflegeroboter: Analyse und Bewertung aus Sicht pflegerischen Handelns und ethischer Anforderungen. In: Bendel, O. (Hrsg.): Pflegeroboter. Wiesbaden: Springer Gabler. S. 161–179.

Riedel-Heller, S.G. (2018): Haben wir die pflegenden Angehörigen Demenzkranker im Blick? In: Der Nervenarzt. 89(5): 493–494.

Sell, S. (2018) Pflegende Angehörige als größter Pflegedienst der Nation – auch in Österreich. Eine Studie hat genauer hingeschaut. Aktuelle Sozialpolitik. Blog vom 19. 08 2018. (Online) http://aktuelle-sozialpolitik.de/2018/08/19/pflegende-angehoerige-als-groesster-pflegedienst-der-nation-auch-in-oesterreich/ (22.04.2018).

Sherman, W.R./Craig, A.B. (2018): Understanding virtual reality: Interface, application, and design. 2. Aufl. Amsterdam: Morgan Kaufmann. (Online) https://www.sciencedirect.com/science/book/9780128009659 (22.04.2018).

Steuer, J. (1992): Defining Virtual Reality: Dimensions Determining Telepresence. In: Journal of Communication. 42(4): 73–93.

Sütterlin, S./Hossmann, I./Klingholz, R. (2011): Demenz-Report: Wie sich die Regionen in Deutschland, Österreich und der Schweiz auf die Alterung der Gesellschaft vorbereiten können. Berlin: Berlin-Institut für Bevölkerung und Entwicklung.

SVR - Sachverständigenrat zur Begutachtung der Entwicklung im Gesundheitswesen (2014): Bedarfsgerechte Versorgung – Perspektiven für ländliche Regionen und ausgewählte Leistungsbereiche: Gutachten 2014. Bern: Huber Verlag.

Tuma, R./Schnettler, B./Knoblauch, H. (2013): Videographie: Einführung in die interpretative Videoanalyse sozialer Situationen. Wiesbaden: Springer VS.

Wagner, F. (2018). Pflege digital — Wo sind die Grenzen? In: Heilberufe: das Pflegemagazin. 70(1): 63.

Wallenfels, M. (2016): Pflege 4.0. Die Zukunft der Pflege durch Roboter. In: ProCare. 21(8): S. 42–45.

Watzlawick, P./Beavin, J.H./Jackson, D.D. (1969). Menschliche Kommunikation. Formen; Störungen; Paradoxien. Bern: Hans Huber.

Wirth, W./Hofer, M. (2008): Präsenzerleben: Eine medienpsychologische Modellierung. In: Montage AV. 17(2): 159-175. (Online) http://www.montage-av.de/pdf/172_2008/172_2008_Praesenzerleben.pdf (22.04.2018).

Wolf, S. (2005): Wege ins Feld und ihre Varianten. In: Flick, U./v. Kardorff E./Steinke, I. (Hrsg.): Qualitative Forschung. Ein Handbuch. Reinbeck bei Hamburg: Rowohlt. S. 344-349.

Ziegler, S./Dammert, M./Bleses, H. M. (2018): Telepräsenzroboter in der Häuslichkeit von Personen mit Demenz im ländlichen Raum. In: Boll, S./Hein, A./Heuten, W./Wolf-Ostermann, K. (Hrsg.): Zukunft der Pflege – Innovative Technologien für die Pflege. Tagungsband der 1. Clusterkonferenz 2018. Oldenburg. (Online) https://srvg03.offis.uni-oldenburg.de/piz/wp-content/uploads/2018/06/Zukunft-der-Pflege-Tagungsband-der-Clusterkonferenz-2018.pdf (22.04.2018).

Ziegler, S./Treffurth, T./Bleses, H. M. (2015): Entsprechend dem (mutmaßlichen) Willen!? Ethische Anforderungen bei der Einbindung von vulnerablen Personen (am Beispiel von Personen mit Demenz) in wissenschaftlichen Projekten zur Beforschung emotionsorientierter Pflege und Betreuung mit robotischen Assistenzsystemen. In: Pflege & Gesellschaft. 20(1): 37-52.

Volkhardt H. Klein

Die KI-Welle an den Pforten des Gesundheitswesens – und hindurch?

1. Bestandsaufnahme
2. Der umfassende Einsatz
3. Ausblick
4. Literatur

Stichwörter: Dienstleistung, Gesundheitswesen, Industrie 4.0, Krankenversicherung, Künstliche Intelligenz.

Zusammenfassung: *Für die Auswirkungen der KI auf unsere Gesellschaft scheint im Augenblick jeder Superlativ recht: Vom alten Hades bis zum neuen Elysium tauchen in jedem von uns Bilder auf. An ausgewählten Beispielen der Arbeitswelt außerhalb des weißen Bereichs erkennen wir Inhalte und Dynamik des Einsatzes von KI, so dass wir eine Vorstellung des Gesundheitswesens von 2025 bekommen.*

1 Bestandsaufnahme – Das Virus Digitalis und keine Vakzine in Sicht

Unsere Gesellschaft erlebt augenblicklich eine Umwandlung enormen Ausmaßes, die manche auch revolutionär nennen. Meines Erachtens ist sie zwar tiefgreifend, aber nicht laut und eruptiv genug. Ich sehe drei Kräfte, die diese Umwandlung formen:

1. Die totale Mobilität: Sie wird von den allermeisten Menschen als nützlich wahrgenommen und das insbesondere, wenn sie fehlt. Sie umfasst mehr als nur mein mobiles Endgerät, nämlich auch Daten und Anwendungen, die zum größten Teil nicht auf meinem Endgerät, sondern in der Cloud zu finden sind.
2. Die totale Vernetzung: Schätzungen gehen von >20 Mrd. vernetzter Geräte aus, die 2020 miteinander kommunizieren (Gartner 2017).
3. Der (totale) Einsatz von Künstlicher Intelligenz (KI): Davon will ich im Folgenden sprechen.

Um es kurz zu machen verstehe ich unter KI die Fähigkeit einer Maschine, intelligentes menschliches Verhalten zu zeigen (vielleicht auch nur zu simulieren). Sie wird u. a. eingesetzt, um menschliche Entscheidungen sicherer zu machen, also falsch-positive oder falsch-negative Entscheidungen mit all ihren Folgen zu verringern. Damit macht sie menschlichen Einsatz effektiver. Manchmal ersetzt sie auch die menschliche Entscheidung, wenn z. B. bestimmte Wahrscheinlichkeitsgrenzen über- oder unterschritten werden und sortiert damit Vorgänge aus, die es sich nicht lohnt, anzuschauen. Damit automatisiert sie bestimmte menschliche Entscheidungen und erhöht die Quote der Dunkelverarbeitung. Jetzt trifft nicht mehr ein Mensch die Entscheidungen über Routine-/Bagatellfälle, z. B. ein Leistungszuschuss bei Zahnersatz, sondern die Maschine, der Algorithmus, das System oder Kollege RPA (robotic process automation). So bleibt mehr Zeit für komplexe oder unsichere Fälle, die menschliche Tätigkeit wird effizienter. Gleichzeitig wird diese Leistung wohl nie wieder von Menschen erbracht werden.

Im Augenblick vergeht kaum ein Monat, ohne dass in der KI-Grundlagenforschung irgendwo ein Allzeithoch oder Noch-nie-da-gewesen erreicht wird, von der Mehrheit der Gesellschaft zumeist unbemerkt, scheinbar unbedeutend. Oder kennen Sie den stillen Gewinner des CASP13-Wettbewerbs und die Möglichkeiten durch KI in der Biotechnologie (Stöcker o.J.)?

Wenn wir uns intensiver mit den Spielarten der Künstlichen Intelligenz beschäftigen, ist das „KI-Periodensystem (The Periodic Table of AI)" von Kris Hammond[1] ein guter Ausgangspunkt. Systeme können mit Hilfe von KI sehen, hören, verstehen und kommunizieren und diese Eigenschaften sind es, die auch unser Gesundheitswesen verändern. Aufmerksamkeit erhalten zunächst die lauten Fälle in Prävention, Diagnose, Therapie und Nachsorge, beispielsweise

1. Entscheidungsfindung: KI unterscheidet eine Perikarditis von einer Kardiomyopathie in 9 von 10 Fällen richtig (Hodgson o.J.). Ähnliches gilt in der Erkennung von Melanomen (Kubota 2017) oder invasiv duktalen Mammakarzinomen. Für letzteres gibt es sogar öffentliche Trainingsdaten, um Vorhersagemodelle exemplarisch zu entwickeln, z.B. in Lehre & Ausbildung (Mooney o.J.).
2. Robotik: Pflege (Pepper), Operationen (da Vinci), Strahlenchirurgie,
3. Training & Ausbildung durch virtuelle/augmentierte Realität (VR, AR).

Zusammen mit all den weniger prominenten Fällen wird der Einsatz von KI auch im Gesundheitswesen zu einer Koordinatenverschiebung unserer heutigen Positionen führen, wie wir es in anderen Branchen bereits sehen. Können wir an diesen erkennen, welche Formen das in der weißen Welt annehmen wird? Werfen wir einen Blick auf den Einsatz von KI im Bereich Verkehrssicherheit, Industrie 4.0, Dienstleistung und Verwaltung.

---

[1] Kristian J. Hammond ist Professor für Computer Science an der Northwestern University, Evanston, IL.
(https://www.mccormick.northwestern.edu/research-faculty/directory/profiles/hammond-kristian.html). Er stellte „The Periodic Systems of AI" im Jahr 2016 erstmals auf https://ai.xprize.org vor.

2 Der umfassende Einsatz – Wie sich unser Miteinander ändert

2.1 Beispiel Sicherheit – KI, die Daten von Mensch & Maschine zur Erhöhung von Sicherheit nutzt

Der öffentliche Busverkehr in Tokyo ist sehr sicher. Gleichzeitig ist die Unfallrate aber auch nicht bei Null und so wurde ein SAP-Projekt gestartet mit dem Ziel, die Verkehrssicherheit durch den Einsatz von KI im Busverkehr in dieser riesigen Stadt zu erhöhen. KI ist nur so gut wie die Daten, die sie auswertet und aus denen sie lernt. In unserem Fall werden Sicherheitsrisiken quantifiziert, indem die körperliche Verfassung des Busfahrers und sein Fahrverhalten mit den Witterungsbedingungen sowie dem Zustand von Ausrüstung und Fahrbahn verbunden werden. Vorhersagemodelle schätzen das Verunfallungsrisiko dieses Busses auf dieser Fahrt an diesem Punkt der Stadt und triggern oberhalb gewisser Schwellenwerte geeignete Maßnahmen zur Aufrechterhaltung eines sicheren Busverkehrs, mit oder ohne menschliche Intervention.

Alle erfassten Daten verbessern wiederum die Prognosegüte des zugrundeliegenden Modells (SAPJapan 2017). Wer das System im Einsatz sieht, versteht, wie komplex Logistik sein kann. Allein die schiere Zahl der Busse, in denen jeweils viele Menschen sitzen, verschafft einen unmittelbaren Eindruck des Nutzens von KI: in Echtzeit, erfahrungsbasiert, handlungsorientiert.

In Gedanken übertrage ich diese Anwendung in unseren Bereich: Schon heute nutzen wir Vitalwerte in Verbindung mit weiteren Datentypen in Diagnose, Therapie und Compliance bei bestimmten Erkrankungen, der Anfang ist also gemacht. Im nächsten Schritt werden kommerzielle KI-Anbieter aus dieser Verbindung neue Dienstleistungsangebote entwickeln und vermarkten:

1. Sicherheitssysteme werden den Schutz vor Akutrisiken verbessern, sowohl in therapeutischer Umgebung als auch in unserer persönlichen Lebensumgebung. Es ist die intelligente Verbindung von Smart Home & Connected Health mit Dienstleistungsangeboten, wie sie z. B. Johanniter oder Malteser erbringen.

2. Der Siegeszug dieser Angebote beginnt im Bereich Prävention/Convenience und mündet in die Forderung nach Kostenübernahme durch die Versicherer in reiferen Stadien des Vertriebs-/Produktzyklus.

Sie meinen, Datenschutzbedenken der betroffenen Menschen und DSGVO werden solche Geschäftsmodelle zu einem Flop werden lassen? Sascha Lobo hat einmal geschrieben „Die Weltmacht Bequemlichkeit schlägt alles, sogar deutsche Bedenken" (Lobo, 2018), als es um die Freigabe der eigenen Stimmprofile an große Datensammler ging. Wenn wir Menschen unmittel- und spürbaren Nutzen vernehmen, rückt mittel- und nicht vernehmbarer Schaden in den Hintergrund. Mit einer „opt-in" ist Vieles möglich. Der BITKOM hat schon 2016 ermittelt: „75 % würden im Krankheitsfall ihre gemessenen Vitalwerte an ihren Arzt übermitteln (93 % der chronisch Kranken)" (BITKOM 2016). Dieser Anteil dürfte seitdem durch Gewöhnung eher noch zugenommen haben. Ich versteige mich sogar zu der Prognose: KI, die Daten von Menschen zur Erhöhung von persönlicher Sicherheit nutzt – in der Welt der Versicherten wird man danach verlangen.

2.2 Beispiel Dienstleistung – KI, die aus unstrukturierten Daten Expertenwissen erzeugt

Rechtsanwälte verhandeln in jedem Land der Welt Verträge, um damit Rechtssicherheit des Verhandelten für die daran Beteiligten zu produzieren. Das können Arbeits-, Miet- oder Kaufverträge sein, Kooperations-, Akquisitions- oder Abrüstungsverträge.

Viele Menschen, auch Rechtsanwälte, glauben, dass man dazu sehr gründlich ausgebildet sein, einen akribischen Arbeitsstil pflegen und ein tiefes Verständnis der Rechtslage haben muss. Zum Beispiel, wenn die Rechtsabteilung der SAP SE Verträge mit Partnern, Lieferanten, Kunden oder eine Unternehmensübernahme verhandelt. Jeden Tag werden bei uns neue Verträge geschlossen und unser Vertragsbestand ist hoch. Er wird für ein durchschnittliches „Fortune 100"-Unternehmen auf 20–40.000 aktive Verträge geschätzt (Exigent Group, o. J.). Eine Art von Verträgen betrifft den Umgang der SAP mit Kundendaten: Die Vertraulichkeits- oder Geheimhaltungsvereinbarung, die Non-

Disclosure-Agreement (NDA), ein sehr häufiger Vertrag, der manchmal eine Weile wie beim Tennis zwischen den Rechtsabteilungen von Kunde und SAP hin und hergeht, bis wir eine für alle Seiten akzeptable Vereinbarung gefunden haben. Manchmal wünschen sich das alle Beteiligten schneller, aber braucht ein guter Vertrag nicht professionelles, solides, rechtsanwaltliches Handwerk?

Die israelische Firma LawGeex entwickelt KI im Bereich „Recht". Diese KI hat sie antreten lassen gegen 20 Rechtsanwälte mit langjähriger Erfahrung, um fünf reale Non Disclosure Agreements (NDAs) aus dem Wirtschaftsleben (Enron Data Set) zu überprüfen: Es sollten 30 Rechtsthemen wie z. B. Schiedsverfahren, Vertraulichkeitsgrad, Entschädigung, Datendefinition und -art, Haftung, Unterlassungsanspruch und weitere in den fünf NDAs gefunden und angemerkt werden (LawGeex 2018, S. 24). Also genau so, wie es realiter bei Erstellung und Prüfung gemacht wird. Natürlich waren diese konkreten NDAs nicht Teil des Trainings-/Validierungsdatensets, das für die Entwicklung des Algorithmus genutzt wurde, die KI kannte diese konkreten Verträge also nicht. Wie ging dieser Wettbewerb aus? Die mittlere Genauigkeit im Erkennen der Themen lag bei den Rechtsanwälten bei 85 %, die KI schaffte 94 %. Pro Vertrag brauchten die Rechtsanwälte im Mittel 92 Minuten für die Markierung der Rechtsthemen, die KI 26 Sekunden (LawGeex o. J.).

LawGeex hat daraus inzwischen ein Angebot für Firmen gemacht, um standardisierte Verträge von KI vorprüfen zu lassen, in Ergänzung der vorhandenen Prozesse: Klauseln, die fehlen oder die non-compliant sind, werden angezeigt und Vorschläge zur Formulierung gemacht. Mit wenigen Klicks zum Vertrag. Wie lange wird es wohl noch dauern, bis ich einen Arbeits- oder Kaufvertrag im Internet für ein paar Euro auf persönliche Vor- und Nachteile prüfen lassen kann? Hier führen die Anwaltskammern nur noch Rückzugsgefechte zur Besitzstandswahrung, der Krieg kann als verloren gelten, auch wenn noch nicht alle Gefechte geschlagen sind. Und hier werden sie mit allen Mitteln geführt, denn die Akteure sind Rechtsexperten.

In Gedanken übertrage ich dieses Beispiel auf das Gesundheitswesen: Maschinelles Lernen erkennt Muster in riesigen unstrukturierten Datenmengen und ist in diesem abgezirkelten Bereich den menschlichen Fähigkeiten überlegen. In der weißen Welt ist das kein Novum mehr; die Ärzteschaft reagiert gespalten, wie die Diskussion rund um „Telemedizin" auf dem 121. Ärztetag gezeigt hat. Auch hier Rückzugsgefechte, denn ich kann auch schon heute ärztliche Hilfe mit einem Klick in Anspruch nehmen. Vielleicht nutze ich aber auch schon gleich eine KI-unterlegte App wie „SkinVision", um einen auffälligen Naevus klassifizieren zu lassen[2].

Am Nationalen Zentrum für Tumorerkrankungen (NCT) in Heidelberg werden heute für viele Patienten personalisierte Behandlungspläne erstellt, indem weltweit Bilder und Texte gesucht, gesammelt, verstanden, aufbereitet und statistisch ausgewertet werden. Auf diese Art und Weise werden menschliche Entscheidungen ergänzt und können dadurch sicherer werden (wer sollte was mit wem, wann, wie, womit, warum und wozu machen). In zunehmendem Maße werden nicht nur Entscheidungen, sondern auch menschliche Tätigkeiten in Diagnose und Therapie mit KI ergänzt oder sogar ersetzt, z. B. durch natürliche Sprachprozessierung (NLP) bei Kommunikation und Dokumentation (Speech-to-text). KI liefert Einschätzungen bei bildgebenden Verfahren und steuert Aktoren in Robotern, in der Pflege oder im Operationssaal. Treiber dieser Entwicklung ist nicht nur der medizinische Nutzen: Die Gesundheitsausgaben in Deutschland haben im Jahr 2017 erstmals die Marke von 1 Milliarde € pro Tag (sic!) überschritten. Diese Ausgaben fließen zu den Leistungserbringern unseres Gesundheitssystems: Ambulante Einrichtungen, Arztpraxen, Zahnarztpraxen, Praxen sonstiger medizinischer Berufe, Apotheken, dem Gesundheitshandwerk/-einzelhandel, ambulante Pflege, stationäre/teilstationäre Einrichtungen, Krankenhäuser, Vorsorge-/Rehaeinrichtungen, stationäre/teilstationäre Pflege, Rettungsdienste, Verwaltung und sonstige Einrichtungen/ private Haushalte; diese Aufzählung dürfte vollständig sein. Kostendämpfung bedeutet in der Regel Effektivitäts- und Effizienzsteigerung und genau dazu trägt KI bei, indem sie die Folgekosten von Entscheidungen reduziert und repetitive Tätigkeiten durch Smart Robotics ersetzt, virtuell wie real, in Prävention, Diagnose, Therapie, Codierung, Dokumentation oder Administration.

---

2   Vgl. SkinVision https://www.skinvision.com/, weitere unter https://molexplore.com/es/.

KI, die aus unstrukturierten Daten Expertenwissen erzeugt – die Grenze der Anwendungsszenarien ist im Augenblick kaum auszumachen. So wie wir seinerzeit mit der Präsentation des ersten iPhones die Funktionen auf unserem kleinen Mobilgerät nur erahnen konnten, die wir heute mit ein paar Fingerwischern nutzen, wenn wir vielleicht nicht sowieso schon mit dem Gerät sprechen. Damals konnte sich kaum jemand das Ausmaß der dann folgenden Veränderung unseres Umgangs miteinander vorstellen. Damals? Das war am 9. Januar 2007 auf der Macworld in San Francisco, und es hat unsere Welt nachhaltig verändert. Innerhalb von 12 Jahren, wahrlich keine Ewigkeit.

2.3 Beispiel Administration – KI, die Prozessdaten zur Effizienzsteigerung nutzt

Krankenversicherungen sind die finanzielle Drehscheibe des Gesundheitswesens, privat oder gesetzlich. Sie vereinnahmen Beiträge und Prämien und vergüten die Leistungen der Erbringer, wie ich sie oben aufgeführt habe (Statistisches Bundesamt o. J.). In Versicherungen machen Routinetätigkeiten, Berechnungen und Entscheidungsfindung/Management mehr als die Hälfte aller Tätigkeiten aus (PwC 2018, S. 21). Diese drei Bereiche sind inhärent prädestiniert für den Einsatz von KI und tatsächlich finden wir sie dort bereits im Einsatz, werden Anwendungsgebiete erforscht, historische Daten auf Muster untersucht, und daraus Algorithmen entwickelt und eingesetzt. Sie alle kennzeichnet eines: In der Welt der Versicherungen ist angewandte KI stiller, leiser und weiter als bei den Leistungserbringern oder den Versicherten. Eine KI-Prüfung von Krankenhausrechnungen oder die Vorhersage des Mitarbeiterbedarfs im Service-Center im Monat Dezember hat im Vergleich zur KI-Melanomerkennung den Charme einer Essiggurke. Überall in Versicherungen finden KI-Algorithmen ihr Anwendungsgebiet:

1. in der Personalwirtschaft (Recruiting, Weiterbildung, Bindung, Talent Management, Ressourcenplanung…),
2. bei Zahlungsprozessen (Klärfallbearbeitung, Rechnungspriorisierung…),
3. im Controlling/Business Analytics (Auffälligkeiten, Fehlverhalten, Einnahmen-/Leistungsprognosen und -simulationen…),

4. im Versorgungsmanagement (AU, Verunfallung, Hospitalisierung, Hochkostenversicherte...),
5. im Vertrieb (Kommunikation über ChatBot und Apps, Mitgliederbindung, Marketingoptimierung wie persönlichkeitsadaptierte Kampagnen zu Prävention, DMPe, RoboAdvice...),
6. in Leistung (Morbidität, Mortalität, Folgerisiko, Behandlungsfehler, Fehlmedikation, Arzneimittelmissbrauch ...),
7. in allen Bereichen, die mit Sprach-/Texterkennung zu tun haben (Eingangspost, eMails, Chats...).

Hätten Sie das gedacht? In all diesen Bereichen kann und wird KI eingesetzt. In der Praxis vernehme ich allerdings kaum, dass meine E-Mail an meinen Krankenversicherer über KI automatisiert einer bestimmten Bearbeitungskategorie zugeordnet und weitergeleitet wird, bis sie beim richtigen Team zur Beantwortung vorliegt. Möglicherweise erkenne ich nicht einmal, dass mir zu meiner Frage ein virtueller Roboter geantwortet hat, wenn mich z.B. die Öffnungszeit der Geschäftsstelle in Friedrichshafen am kommenden Mittwochnachmittag interessiert. KI, die Dunkelverarbeitung und Prozessautomatisierung verbessert, dafür begeistern sich nur Liebhaberkreise oder Unternehmensberater. Solche Erfolgsmeldungen schaffen es nicht auf Seite Eins der ZEIT. Gleichzeitig ist dieser Einsatz von KI schon viel weiter als unsere Wahrnehmung und verläuft dabei stiller, leiser und folgenreicher.

2.4 Beispiel Industrie 4.0 – KI, die Daten von Prozessen und Maschinen zur Steuerung nutzt

In Baden-Württemberg finden sich zwei der größten Baustellen Europas, die bekanntere ist „Stuttgart 21"; der Umbau des Stuttgarter Kopfbahnhofes in einen unterirdischen Durchgangsbahnhof. Die zweite ist „Factory56" mit Grundsteinlegung im Februar 2018 in Sindelfingen. Hier baut Mercedes-Benz Cars eine Produktionsstätte, die ihresgleichen sucht, und will dort ab Anfang der nächsten Dekade PKW und Elektrofahrzeuge produzieren. Die Automobilproduktion wird dort gerade neu erfunden, indem über die komplette Wertschöpfungskette hinweg Lieferanten, Entwicklung, Design, Produktion und Kunde miteinander verbunden werden. In der Montage der „Factory56" kommen modernste Industrie 4.0-Technologien zum Einsatz: Statt Gabelstapler treffen wir hier fahrerlose Transportsysteme mit Warenkörben, die automatisiert die Produktionsmitarbeiter mit allen benötigten Komponenten versorgen. Diese Komponenten tragen RFID-Chips, die sie erkennbar machen, so dass Bauteil, Fahrzeug, Transport und Mensch digital miteinander verknüpft sind, Daten liefern und so intelligente Steuerung der Prozesse ermöglichen (Daimler 2018).

Ermöglicht wird diese Verknüpfung durch das Internet der Dinge (IoT), über das Sensoren, Daten, Anwendungen und Aktoren zueinanderfinden. Das Internet: Mittlerweile ein Allerweltsding, Alltag, Gewohnheit, und sein Vorhandensein bekommt von uns oft soviel Aufmerksamkeit wie Schwerkraft oder Sauerstoff. Nur durch das IoT sorgen KI, Big Data-Analysen und Predictive Maintenance für hohe Transparenz und Koordination der Prozessschritte in Produktionsplanung, -steuerung und Qualitätssicherung und bilden so ein Netzwerk: „Connected Assets". Prozess- und Maschinendaten prognostizieren mögliche Störungen oder nötige Wartungsarbeiten, so dass die Schritte von Bestellung über Produktion bis Auslieferung koordiniert und optimiert werden können: Wann brauchen wir für welche Bestellung was, wo, wozu, für wen?

Der Hamburger Hafen arbeitet bereits seit ein paar Jahren so (SAP DACH 2015a). Mitten in Hamburg gelegen, gibt es für ihn keine Möglichkeit der räumlichen Ausdehnung. Doch wie kann mehr Fracht umgeschlagen werden, wenn er Teil der Spitze bleiben möchte? Voll digitalisiert und vernetzt liefern heute Container, Schiffe, Kräne, Menschen, Verkehrsleitsysteme und LKW in Echtzeit geschäftsrelevante Daten an ein Steuerungsnetz: „Connected logistics". Diese Elemente werden auch mit SAP Software so gesteuert, dass sie sich nur dann auf dem Hafengelände befinden, wenn sie dort auch gebraucht werden. Im Ergebnis werden so gegenüber dem Status ante pro Fahrer und Tour 5 min eingespart, die sich auf über 5.000 Stunden LKW-Fahrzeit pro Tag summieren (SAP DACH 2015b).

Connected Logistics ermöglicht so durch intelligente Steuerung einen höheren Umschlag auf gleicher Fläche und ist Teil der Revolution, die wir als „Industrie 4.0" in den Medien finden. Auch wir als SAP gestalten diese Revolution mit, denn die Basis dieses Netzwerks ist die SAP HANA Cloud Plattform. Das IoT muss letzten Endes irgendwo „laufen", auch wenn wir es bisher noch nirgendwo gesehen haben.

Wieder übertrage ich diese Beispiele auf das Gesundheitswesen, z.B. auf die stationäre Versorgung. Wenn Sie vom Fach sind, kann ich Ihre Einwände bis hier nach Walldorf hören und ich glaube, sie alle zu kennen. Gleichwohl, starten Sie mit mir zu einer Fantasiereise: Die Vernetzung aller an der Wertschöpfung beteiligten Einheiten, Sensoren und Chips, die Daten erzeugen und über das IoT intelligenten Anwendungen zur Verfügung stellen. Diese Anwendungen nutzen KI und prognostizieren Zeitpunkte, Mengen, Orte und Zustände, koordinieren und steuern Beauftragung, Logistik und Ausführung, z.B. in Aufnahme, Diagnostik, Therapie, Küche, Labor, Wäsche, Personalplanung, Controlling, Codierung, Krankenhaustechnik, Einkauf, Abrechnung, Entsorgung. Störungen werden erkannt, im besten Falle prognostiziert und führen zu unmittelbaren Reaktionen in Behebung, Planung, Ausführung oder Kommunikation.

Die Wirklichkeit in Deutschlands Kliniken zeigt mir, dass wir ein hohes bis sehr hohes Einsatzpotential dafür besitzen. Wenn ich vielleicht nur erst einmal den Bereich Ver-/Entsorgung & Administration betrachte (um das verminte Gelände von Therapie und Pflege zu umgehen), sehe ich die großen Möglichkeiten von „Connected Assets/Logistics" in unseren Häusern. Die Bereitschaft zum Einsatz erfordert vor allem den Mut der Entscheider, denn erstens ist der Erfolg nicht garantiert und zweitens fällt er nicht immer denen zu, die solche Projekte auf die Schiene gesetzt haben.

Gleichzeitig bin ich der festen Überzeugung: KI, die Daten von Prozessen und Maschinen zur Steuerung nutzt – die Welt der stationären Einrichtungen bietet dafür großes Potential.

3 Ausblick

Drei Kräfte treiben die Umwandlung unserer Gesellschaft: Die totale Vernetzung, die totale Mobilität, der totale Einsatz von KI. Sind die ersten Beiden schon weiter vorangeschritten, erleben wir in Deutschland den Einsatz von KI im Alltag bisher eher verhalten, weniger offensiv, was in anderen Ländern ganz und gar anders ist. Dort werden die Grundlagen geschaffen für einen umfassenden Einsatz in allen Bereichen unseres Miteinanders. Die Hindernisse, die im Augenblick in Deutschland und in Europa einem gleichartigen Einsatz entgegenstehen, haben meiner Meinung nach nur aufschiebende, keine wesentlich inhaltsverändernde Wirkung. Auch mir gefällt das nicht. Nach und nach werden wir uns jedoch mit diesen Noch-Hindernissen auseinandersetzen (müssen), im produzierenden Gewerbe, bei den Dienstleistern, im Gesundheitswesen. Diese Diskussion wird in der Industrie 4.0 im Augenblick manchmal für uns geradezu befremdlich euphorisch geführt, in letzter Konsequenz geht es aber immer um Monetarisierung und Ökonomisierung, ob Kaufleute oder Ingenieure sich engagieren. Im Gesundheitswesen ist das (noch) anders: Hier stehen Argumente wie Motivation, Humanität und Ethos neben den wirtschaftlichen Aspekten, ringen miteinander, manchmal auch konfliktreich, dünkelhaft oder moralisierend. Und nicht viel anders wird der Einsatz von KI im Gesundheitswesen diskutiert. Einerseits wirken hier dieselben Kräfte wie überall, z. B. Kostenanstieg und demografische Entwicklung. Die Herausforderungen aber sind andere:

1. Wie stellen wir die transparente und anonyme Verwendung medizinischer Daten sicher?
2. Wie kompensieren wir infrastrukturbedingte Nachteile (fehlende Standards, fehlende Vernetzung, veraltete Technik, Bundesländer, Trägerschaft, regulierter Markt...)?
3. Wie berücksichtigen wir die politische Dimension von „Gesundheitswesen"?

Diese Aspekte werden in jedem Fall diskutiert, von uns oder von anderen in anderen Ländern. Es wurden und werden Projekte gestartet, die Ergebnisse zeigen, sei es Kopfpauschale oder Gesundheitsakte. Und auch der Einsatz von KI im Gesundheitswesen trifft auf diese drei Herausforderungen, die Diskussion beginnt bei uns gerade. Der vollzogene Einsatz ist in manchen Bereichen schon weiter als die Konsensfindung der Beteiligten, was Konfliktstoff durch vollendete Tatsachen bedeutet.

Mittelfristig werden wir die Aspekte des Einsatzes von KI, wie ich sie in den Beispielen dargestellt habe, in der weißen Welt wiederfinden. Diskutieren und gestalten wir also den Rahmen, der den Einsatz von KI umgibt. Denn die KI-Welle schlägt bereits an die Pforten des Gesundheitswesens – sie wartet nicht auf Einlass.

4 Literatur

BITKOM (2016): Fitness-Tracker und Datenschutz – Konferenz zum Safer Internet Day 2016. (Online) https://de.slideshare.net/BITKOM/fitnesstracker-und-datenschutz-konferenz-zum-safer-internet-day-2016 (26.10.2018).

Daimler (2018): Mercedes-Benz Cars: Weltpremiere der „Factory 56" – die modernste Automobilproduktion der Welt. (Online) https://media.daimler.com/marsMediaSite/de/instance/ko/Mercedes-Benz-Cars-Weltpremiere-der-Factory-56--die-modernste-Automobilproduktion-der-Welt.xhtml?oid =33455884 (26.10.2018).

Exigent Group (o. J.): How GCs can thrive, not just survive. (Online) https://offers.exigent-group.com/how-gcs-can-thrive-not-just-survive (26.10.2018).

Gartner (2017): Prognose zur Anzahl der vernetzten Geräte im Internet der Dinge (IoT) weltweit in den Jahren 2016 bis 2020 (in Millionen Einheiten). Statista.com. (Online) https://de.statista.com/statistik/daten/studie/537093/umfrage/anzahl-der-vernetzten-geraete-im-internet-der-dinge-iot-weltweit/ (26.10.2018).

Hodgson, A. (o. J.): Das Rezept für das Gesundheitswesen von Morgen? Eine regelmäßig eingenommene Dosis KI... Wie künstliche Intelligenz Gesundheitsdienste optimiert und die Patientenversorgung verbessert. Intel.de (Online) https://www.intel.de/content/www/de/de/it-managers/ai-technologies-enhance-patient-care.html (26.10.2018).

Kubota T. (2017): Deep-learning algorithm matches dermatologists' ability to identify skin cancer. (Online) https://med.stanford.edu/news/all-news/2017/02/algorithm-matches-dermatologists-ability-to-identify-skin-cancer.html (26.10.2018).

Lawgeex (2018): Comparing the Performance of Artificial Intelligence to Human Lawyers in the Review of Standard Business Contracts. (Online) https://images.law.com/contrib/content/uploads/documents/397/5408/lawgeex.pdf (26.10.2018).

Lawgeex (o.J): AI vs. Lawyers. (Online) https://www.lawgeex.com/resources/aivslawyer/ (26.10.2018).

Lobo, S. (2018): Bequemlichkeit schlägt alles, sogar deutsche Bedenken. (Online) https://saschalobo.com/2018/01/10/bequemlichkeit-schlagt-alles-sogar-deutsche-bedenken/ (26.10.2018).

Mooney, P. (o.J.): Predicting IDC in Breast Cancer Histology Images. Kaggle Inc. (Online) https://www.kaggle.com/paultimothymooney/predicting-idc-in-breast-cancer-histology-images/ (26.10.2018).

PwC (2018): Will robots really steal our jobs ? An internatiopnal analysis oft he potential long term impact of automation. Frankfurt: PricewaterhouseCoopers AG. (Online) https://www.pwc.com/hu/hu/kiadvanyok/assets/pdf/impact_of_automation_on_jobs.pdf (26.10.2018).

SAP DACH (2015a): Der Hamburger Hafen im Zeitalter der Digitalisierung. (YouTube, veröffentlicht am 20.03.2015) https://www.youtube.com/watch?v=PZGw8tk9zQA (26.10.2018).

SAP DACH (2015b): Industrie 4.0 verändert den Hamburger Hafen. (YouTube, veröffentlicht am 07.05.2015) https://www.youtube.com/watch?v=wWi9ToBNRql (26.10.2018).

SAPJapan (2017): Transforming society with IoT. (YouTube, veröffentlicht am 17.03.2017) https://www.youtube.com/watch?v=TYYftGpTDMU (26.10.2018).

Statistisches Bundesamt (2017): Verteilung der Krankheitskosten in Deutschland nach Leistungserbringer im Gesundheitswesen im Jahr 2015. Statista.com. (Online) https://de.statista.com/statistik/daten/studie/761607/umfrage/verteilung-der-krankheitskosten-in-deutschland-nach-leistungserbringer/ (26.10.2018).

Stöcker, C. (2019): Die KI-Revolution im Reagenzglas. Spiegel Online vom 13.01.2019. (Online) https://www.spiegel.de/wissenschaft/medizin/maschinelles-lernen-die-ki-revolution-im-reagenzglas-a-1247666.html (07.03.2019).

Niels Will | Elsa Andrea Kirchner | Frank Kirchner

Künstliche Intelligenz und robotergestützte Rehabilitation

1. Einleitung
2. KI in der Robotik
3. Exoskelette in der Rehabilitation
4. Literatur

Stichwörter: Exoskelett, Künstliche Intelligenz, Rehabilitation, Robotik, Schlaganfall.

Zusammenfassung: Künstliche Intelligenz und Robotik decken heutzutage ein weites Spektrum an Anwendungsgebieten ab und haben sich zu einem interdisziplinären Forschungsfeld entwickelt. Innovationen auf Basis von KI-Methoden finden Einzug in den Alltag und bieten z. B. für eine Vielzahl von Anwendungsszenarien eine Arbeitserleichterung für den Menschen. Im Bereich der Rehabilitationsmedizin können robotergestützte Systeme Therapeuten ein erweitertes Werkzeug bieten, um die nötigen Rehabilitationsprozesse effektiver und effizienter zu gestalten und den Patienten selbstbestimmter in die Therapie mit einzubeziehen. Insbesondere bieten Exoskelette mit ihren entsprechenden Eigenschaften die besten Voraussetzungen, automatische, selbst initiierte bewegungs- und patientenkooperative Unterstützung für therapeutische neuromotorische Rehabilitationsmaßnahmen umzusetzen.

1 Einleitung

Die motorische Rehabilitation von Patienten mit neurologischen Erkrankungen des Zentralnervensystems sollte so früh wie möglich nach Auftreten der Erkrankung erfolgen. Dabei besteht die Bestrebung, die notwendige Qualität und Intensität der entsprechenden Maßnahmen von der stationären bis hin zur ambulanten Behandlung auf gleichbleibendem Niveau sicherzustellen (Bölsche et al. 2002). Insbesondere Maßnahmen, die alltägliche Handlungen des Patienten miteinschließen und ein selbstbestimmtes Trainieren forcieren, können einen positiven Effekt auf die Rehabilitation haben (Platz 2011). Hierbei kann beispielsweise die Erhöhung der Selbstständigkeit (z. B. ein Glas selber greifen können) als Motivation und Steigerung der Ausdauer beim Training dienen. Um dies zu ermöglichen, müssen automatische, selbst initiierte Bewegungsunterstützungs- und patientenkooperative Kontrollstrategien entwickelt und in assistierende Systeme integriert werden (Vaca Benitez 2013b). Als eine Voraussetzung hierfür können die Entwicklungen im Bereich der Künstlichen Intelligenz (KI) gesehen werden.

Alan Turing, der Begründer der theoretischen Grundlagen der modernen Computertechnologie, hat bereits in seinem 1948-50 geschriebenen Aufsatz zur Theorie der KI (Turing 1950) den Schluss gezogen, dass, weil es keine systematisch-mathematische Beschreibung von Intelligenz geben kann, nur durch einen iterativen Prozess der stetigen Verbesserung der technischen Abbildung kognitiver Phänomenen auf Maschinen zu einer Form der künstlichen -oder Maschinen-Intelligenz kommen kann. Diesen iterativen Prozess beschreiben wir heute mit dem Begriff des maschinellen Lernens, welches seit etwa den 60er Jahren des 20. Jahrhunderts ein eigenes Forschungsfeld darstellt und als Gebiet der KI gesehen wird.

Methoden des maschinellen Lernens finden heute Anwendung in sogenannten Deep-Learning-Methoden, welche durch die Verfügbarkeit von ausreichend Daten und immer leistungsfähigeren Mikrocontrollern eine enorme Steigerung in der Abbildbarkeit sogar realer physischer Prozesse und Wechselwirkungen auf funktionale Zusammenhänge leisten. Die Verfahren der KI lassen sich auf Anwendungen in der Rehabilitationsmedizin transferieren.

Hierdurch ist es möglich, mechanisch und strukturell komplexe Exoskelette zu bauen, die tatsächlich in der Lage sind, die komplizierte Morphologie der menschlichen Extremitäten abzubilden. Gleichzeitig verfügen wir mit den immer leistungsfähigeren Mikrocontrollern über Rechenwerke, die in der Lage sind, Methoden der KI zu nutzen, die in Echtzeit ausgeführt werden können und so nicht nur beispielsweise die komplexe Mechanik der Exoskelette zu kontrollieren, sondern deren Bewegung auch noch an die Bedürfnisse des menschlichen Benutzers anzupassen. Gerade in der Rehabilitation ergeben sich dadurch enorme Möglichkeiten, wie der unmittelbaren Wiederherstellung von Bewegungsfähigkeit und damit Lebensqualität, bei gleichzeitiger Förderung der menschlichen neuronalen Strukturen durch sensorischen Zustrom.

2 KI in der Robotik

2.1 Grundlagen

Die Künstliche Intelligenz ist ein Forschungsgebiet der Informatik mit Schnittstellen zu Ingenieurs- und Kognitionswissenschaften. Entsprechend ist das Technologiespektrum rund um die KI bereits heute sehr vielschichtig und deckt weitreichende Einsatzgebiete ab. Die Möglichkeiten, die sich aus dem Einsatz von KI ergeben, haben in den letzten 10 bis 15 Jahren zu neuen Produkten, Dienstleistungen und Geschäftsmodellen geführt. Von Social Media über Anwendungen im Bereich Industrie 4.0 werden in der Regel hochgradig komplexe Systeme für spezielle Aufgaben entworfen. Vereinfacht dargestellt sprechen wir im Bereich der KI von intelligenten Softwaresystemen – Computer mit Augen, Ohren und Verstand – rund um die Bereiche Robotik und Agenten, Bild- und Sprachverstehen, Mensch-Technik Interaktion, Wissensmanagement, erweiterte Realität und Visualisierung. Künstliche Intelligenz findet sich somit heute unter verschiedenen Schlagworten wieder.

Aktuelle Forschungen im Kontext Industrie 4.0 konzentrieren sich unter anderem auf intelligente Robotik, die in Intralogistik-, Industrie- und Konsumentenszenarien auf Basis von KI autonom agieren und/oder den Menschen unterstützen. So wird beispielsweise im industriellen Kontext intelligente Mensch-

Roboter-Kollaboration mit hybriden Teams für Produktionsumgebungen in enger Verzahnung mit Wissenschaft und Industrie erforscht und erprobt. Hybride Teams bestehen hierbei aus mehreren Menschen und Robotern sowie aus softwarebasierten Assistenzsystemen. Wichtig dabei ist, dass sich alle Entwicklungen naht- und reibungslos in vorhandene Strukturen integrieren lassen (de Gea Fernandez et al. 2018). Dies setzt voraus, dass die Entwicklungen modular und herstellerunabhängig erfolgen.

Die Digitalisierung als technischer Vorgang stellt weiterhin einen wesentlichen Baustein der KI dar und ermöglicht es, die entwickelten Verfahren der KI zum Einsatz zu bringen, wie etwa Maschinelles Lernen (ML). Es bezeichnet Verfahren, bei denen Computer-Algorithmen aus Daten lernen, beispielsweise Muster zu erkennen oder gewünschte Verhaltensweisen zu zeigen, ohne dass jeder Einzelfall explizit programmiert wurde. Die vielfältigen Möglichkeiten von KI lassen sich auch in nicht-industriellen Anwendungen übertragen (Bitkom/DFKI 2017).

Die Hauptforschungsfelder im Bereich der KI rund um die Robotik umfassen die Entwicklung von Hardware und Software, die systemspezifisch optimal zusammenpassen und reibungslos zusammenarbeiten, sowie die Sensorverarbeitung von adaptiven, oft multimodalen Sensorsystemen, die Identifikation und Klassifizierung von Merkmalen in Sensordaten und die sinnvolle Planung und Ausführung von Bewegungen und Aufgaben. Die Herausforderungen, die sich im Bereich Forschung und Entwicklung daraus ergeben, sind unter anderem die Kontrolle der oftmals komplexen Kinematiken und Gelenkketten der Roboter, die schnelle Verarbeitung und sinnvolle Auswertungen von einer bisweilen Flut an sensorischen Daten, die natürliche und vor allem sichere Interaktion bzw. Umgang mit den Robotern. Weiterhin müssen die robotischen Systeme sehr flexibel und dynamisch sein, wenn sie sich kollaborativ in unseren nicht statischen Umgebungen zurechtfinden sollen. Unsere Umgebung ist dynamisch, daher müssen sich die Roboter auch dynamisch und flexibel verhalten können.

Um die vielfältigen Aufgaben zu meistern, in denen robotische Systeme zukünftig zum Einsatz kommen sollen, bedarf es einer neuen Generation an Robotern mit unterschiedlichen Fähigkeiten und Charakteristika. Dies sind zum

Beispiel die Fähigkeiten mit dem Menschen im hohen Maße zu interagieren, die Gewährleistung hoher Sicherheitsstandards und die einfache Handhabung der Systeme. Auf der anderen Seite ergeben sich hierdurch bestimmte Anforderungen, wie eine große Anzahl an unterschiedlichen Sensoren, hohe motorische Fähigkeiten mit entsprechenden Freiheitsgraden und schnellen präzisen Antrieben, sowie intelligente Mobilitätskonzepte.

2.2 Anwendungsfelder

Innerhalb der letzten Jahrzehnte, hat sich die Robotik rasant entwickelt und nimmt aus wissenschaftlicher und ökonomischer Sicht, einen immer höheren Stellenwert ein. Mittlerweile gilt sie als Schlüsseltechnologie und spielt im weltweiten Wettbewerb der Forschung und Wirtschaft eine tragende Rolle. Ein interessanter Faktor ist in diesem Zusammenhang die wachsende Interdisziplinarität der Robotik. Hervorzuheben sind hier die Disziplinen Mechatronik, Materialwissenschaften, Biologie und Humanmedizin. Heutzutage sind Roboter im Allgemeinen nicht mehr ausschließlich in Fabrikhallen zu finden. Einsatzgebiete finden sich in vielen Bereichen, wie beispielsweise im Weltraum, in der Tiefsee sowie in der Unterhaltungsindustrie und im Krankenhaus. Ganze Robotiksysteme oder einzelne Komponenten finden sich vermehrt in technischen Systemen wie etwa Autos, Verkehrsleitsystemen oder Produktionsanlagen wieder.

Die Unterwasserrobotik beschäftigt sich mit der Entwicklung und Umsetzung von Methoden der Künstlichen Intelligenz unter anderem mit den Zielen, Systeme zur Bedienerunterstützung bei ferngesteuerten Unterwasserfahrzeugen mit Methoden der virtuellen Immersion bereitzustellen, autonome Manipulation und Handlungsplanung von Roboterarmen, insbesondere mit bildgebenden Verfahren zu ermöglichen, Bildauswertung und Objekterkennung mit modularen und intelligenten Unterwasserkameras und Entwurf von Steuerungsmethoden für die nächste Generation von autonomen Unterwasserfahrzeugen zur Verfügung zu stellen (Albiez et al. 2016; Arnold/Medagoda 2018).

Der Bereich der Weltraumrobotik beschäftigt sich mit der Entwicklung von intelligenten Robotern für extraterrestrische Erkundungen. Hierbei wird unter anderem auf die Entwicklung von Robotersystemen für schwer zugängliches und steiles Gelände auf Basis innovativer Lokomotionskonzepte fokussiert

(Machowinski et al. 2017). Weiterhin wird der Einsatz von multifunktionalen Roboterteams erforscht, welche für verschiedene Aufgaben – von der Vor-Ort-Untersuchung bis zum Aufbau und zur Wartung von Infrastruktur – einsetzbar sind. Hierbei sollen möglichst rekonfigurierbare Systeme für planetarische Explorationen mit KI-basierten Methoden zur autonomen Navigation und Planung in unbekanntem Gelände und KI-basierte Unterstützungssysteme für wissenschaftliche Experimente zum Tragen kommen (Domínguez 2018).

Die Elektromobilität beschäftigt sich mit innovativen Fahrzeugkonzepten, die beispielsweise eine erweiterte Kinematik aufweisen, die herkömmliche Fahrzeugkonzepte nicht bieten, autonom agieren oder ihre Morphologie anpassen können (Yüksel 2017). Zudem können mit KI-basierten Ansätzen die Mobilitäts- und Verkehrssteuerung, sowie die Vernetzung von Technologien ermöglicht werden (Da Lio et al. 2017).

In dem Bereich Logistik und Produktion ist der Einsatz von Robotern generell nicht neu, jedoch werden derzeit vermehrt Systeme entwickelt, die in Intralogistik-, Industrie- und Konsumentenszenarien autonom agieren und/oder den Menschen unterstützen. Dabei konzentriert sich die Forschung auf neue Robotik für die Industrie 4.0, wie beispielsweise intelligente Mensch-Roboter-Kollaboration mit hybriden Teams für Produktionsumgebungen oder kognitiv verbesserte Roboterfähigkeiten für flexible Fertigungsprozesse (de Gea Fernández et al. 2017).

In dem Aufgabengebiet Search and Rescue und Sicherheitsrobotik werden Roboter zur Unterstützung von Rettungs- und Sicherheitskräften entwickelt. Hierbei bezieht sich der Forschungsgegenstand auf die Entwicklung von fahrenden, laufenden und fliegenden Robotern für den In- und Outdoor-Bereich, dem Einsatz von unter anderem Radar-, Laserscanner- und Wärmebildtechniken zur Identifikation von Objekten und Personen, der Einbettung von Robotersystemen in bestehende Rettungs- und Sicherheitsinfrastrukturen, sowie die autonome Lokalisation, Navigation und Planung in sich dynamisch verändernden Umgebungen.

Bei dem Anwendungsbereich der Assistenz- und Rehabilitationssysteme geht es um robotische Systeme, die den Menschen bei komplexen, belastenden oder häufig wiederkehrenden Aufgaben unterstützen. Einsatzgebiete sind sowohl die Hilfe bei täglichen Arbeiten (zu Hause oder auf der Arbeit), als auch die medizinische Rehabilitation. Die Unterstützung kann entweder direkt am Menschen durch den Einsatz von Exoskeletten oder Orthesen stattfinden, oder von Servicerobotern geleistet werden (Mallwitz et al. 2015; Vaca Benitez et al. 2013a).

Die Entwicklungen in der Robotikforschung ermöglichen somit auch vermehrt den Einsatz von Robotern in bisher nicht technisierten Anwendungsbereichen. Roboter werden in Handlungszusammenhängen agieren können, in denen bisher ausschließlich Menschen handelten. Diese Tatsache führt zu einer verstärkten Technisierung der menschlichen Umwelt und erfordert eine größere Aufmerksamkeit bezüglich der Entwicklung von technologischen Szenarien, in denen dem Roboter eine entscheidende Rolle zugewiesen wird.

Die unterschiedlichen Anwendungsfelder implizieren generell eine Vielzahl an Fähigkeiten, die ein entsprechendes robotisches System aufweisen muss. Die Fähigkeit eines Roboters mit dem Menschen im hohen Maße sicher zu interagieren nimmt (neben modularen Architekturen und Netzwerken sowie der Autonomie) in vielen Bereichen neuer Anwendungsdomänen eine Schlüsselrolle ein. Im folgenden Abschnitt wird der Teilbereich, der Mensch-Roboter-Kooperation, näher betrachtet.

2.3 Mensch-Roboter Kooperation

Um eine sichere und sinnvolle Mensch-Roboter-Kooperation zu ermöglichen, müssen einerseits Sicherheitsmechanismen implementiert werden, die möglichst inhärent Verletzungsgefahr ausschließen, und Konzepte entwickelt werden, die es ermöglichen, den Status und die Intention des Menschen implizit oder explizit zu erfassen, um ihn entsprechend zielführend zu unterstützen. Im Folgenden soll auf beide Aspekte im Allgemeinen eingegangen und herausgestellt werden, was die besonderen Anforderungen bei der Nutzung und Regelung von Exoskeletten zur Unterstützung des Menschen sind.

2.3.1 Inhärente Sicherheit in der Mensch-Maschine Kooperation

Während robotische Systeme vielfach ihren Einsatz in der Produktion gefunden haben, um weitgehend ohne Eingriff von Menschen z. B. Autoteile zu montieren oder Lacke aufzubringen, um monotone oder gesundheitsschädigende Arbeiten abzunehmen, forcieren sowohl die Änderungen aus den Bestrebungen zur Industrie 4.0 als auch der demografische Wandel die Entwicklung von robotischen Systemen, die mit dem Menschen interagieren oder kollaborieren. Die Interaktion und insbesondere die Kollaboration mit dem Menschen bringen große Anforderungen an die robotischen Systeme bezüglich ihrer Sicherheit mit sich. Während in Produktionslinien ohne Beisein des Menschen hohe Kräfte und große Beschleunigungen wirken können, um so schwere Gewichte zu bewegen und kurze Taktzeiten bei sehr hoher Präzision umsetzen zu können, verbietet die direkte Kollaboration mit dem Menschen die schnelle Bewegung von hohen Gewichten, da dies eine große Verletzungsgefahr mit sich bringt.

Sicherheitsstufen	Umsetzung		
3 Sicherheit auf High-level Ebene	Kontext- und anwendungsspezifische Sicherheit durch adaptive Anpassung von Sicherheitsgrenzen und Sicherheitsregelung		
2 Sicherheit auf Low-level Ebene	Kraftregelung und adaptive Anpassung der Steifheit und Dynamik		
1 Sicherheit durch Design	Elektro-mechanische, inhärente Ansätze		
	Leichtbaurobotik, neue intelligente Materialien und Herstellungstechnologien	Seriell-elastische Aktuatoren und eingebaute adaptive Dämpfung	Künstliche Haut und Energieabsorbierende Überzüge

Tab. 1: Sicherheitsstufe: Umsetzungskonzepte und -beispiele.

Sollen sich also Roboter und Mensch einen Arbeitsplatz teilen, oder soll ein robotisches System einem Menschen direkt assistieren oder sogar Körperteile des Menschen bewegen, muss ein erweitertes Sicherheitskonzept erarbeitet werden. Dieses Konzept beruht auf einem mehrstufigen Ansatz bezüglich des Designs des Systems und dessen Regelung und beinhaltet außerdem erweiterte Interaktionskonzepte. Es können zumindest drei Stufen unterschieden werden, die zusammen oder getrennt Umsetzung finden: (1) Sicherheit durch das mechanische Design, (2) Sicherheit auf der Ebene der „Low-level" Kontrolle und (3) Sicherheit auf der Ebene der „High-level" Kontrolle[1] (siehe Tabelle 1).

Naheliegend ist es, einen Ansatz zu verfolgen, der die Sicherheit direkt auf der Ebene des mechanischen Designs realisiert. Sicherheit durch das mechanische Design kann über drei Ansätze realisiert werden: (1) durch ein „Light-Weight" Design-Konzept, das durch neue Materialien und Herstellungsmethoden wie 3D-Druckverfahren besser denn je realisiert werden kann, (2) der Einsatz von seriell-elastischen Aktuatoren und eingebauten adaptiven Dämpfungsmechanismen und (3) durch künstliche energieabsorbierende Überzüge der robotischen Systeme oder Teile dieser mit oder ohne erweiterter Sensorik. Schon heute finden Leichtbauroboter ihren Einsatz in der Produktion und stellen mittlerweile einen Standard in der Robotik dar. In den letzten Jahren konnten diese Ansätze durch die Entwicklungen im Bereich der sogenannten „Smart-Materials" weiter vorangetrieben werden. Besondere Bedeutung ist dem 3D-Druckverfahren und neueren Entwicklungen auf diesem Gebiet beizumessen. Diese ermöglichen Ansätze, die noch vor kurzem undenkbar erschienen, wie z.B. die direkte Einbettung von elektronischen Komponenten oder die interne Führung von Verbindungen zum Ersatz von Kabelbäumen. Diese Entwicklung ermöglicht nicht nur eine enorme Gewichtsreduzierung, sondern z.B. auch die Integration elastischer Elemente direkt in die Antriebe, die durch ihre damit erreichte Nachgiebigkeit wiederum die Sicherheit der Systeme erhöhen oder, wie bei Exoskeletten mit seriellen-elastischen Aktuatoren, die Interaktion mit dem Menschen transparenter machen. Erreicht wird dies durch die Federeigenschaft der elastischen Elemente, die es ermöglicht,

---

[1] Regelungstechnik beschreibt die Ansteuerung von Systemen auf Basis von sensorischen Informationen. Allgemein lässt sich feststellen, dass die Regelungsarchitektur unterschiedlichster Systeme, unabhängig von ihrer strukturellen Auslegung, üblicherweise auf einer mehrstufigen Struktur basiert, welche Ebenen mit aufsteigender hierarchischer Ordnung beinhaltet: Low-level – stellt die unterste Ebene (joint-level) einer Kontrollarchitektur eines Systems dar. High-level – stellt die höchste Ebene in der Regelung dar und repräsentiert z.B. die Ansteuerung der Gesamtfunktion eines Systems.

plötzlich auftretende Kräfte, die auf dem Roboter wirken oder über den Roboter auf den Menschen wirken würden, zu absorbieren.

Werden solche elastischen Aktuatoren dann mit einer Low-level Kraft-Regelung (Sicherheitsstufe 2) ausgestattet, die es ermöglicht, je nach Bedarf die Steifigkeit und damit Genauigkeit und Dynamik anzupassen (Bargsten et al. 2015), ist über diese zwei Stufen nicht nur inhärente Sicherheit der Systeme gewährleistet, sondern auch die Grundlage für eine High-level adaptive Anpassung an die Anforderungen (Stufe 3) gelegt. So kann mit ein und demselben System während der Interaktion oder Kollaboration mit dem Menschen eine höchstmögliche Sicherheit gewährleistet oder die Genauigkeit und Dynamik erhöht werden, wenn das System alleine arbeitet und den Arbeitsraum (zeitweise) nicht mit dem Menschen teilt.

Natürlich ist eine solche Anpassung an die Situation auf Stufe 3 davon abhängig, dass erkannt werden kann, ob sich ein Mensch in der Nähe befindet. Auf der anderen Seite kann eine solche adaptive Anpassung an eine Situation, in der der Mensch involviert ist, auch unnötig sein. Dies ist z.B. der Fall, wenn das System dafür bestimmt ist, fortwährend körperlichen Kontakt mit dem Menschen aufrecht zu erhalten, wie im Fall von Exoskeletten, welche den Menschen körperlich umschließen. Um in den anderen Fällen die Erkennung von Menschen (also Voraussetzung zur Umsetzung von Stufe 3 Konzepten) zu verbessern, kommt in letzter Zeit immer mehr die Entwicklung von künstlichen Häuten in den Fokus der Entwicklung. Künstliche Häute realisieren die Nutzung von taktiler Information aber auch Näherungsinformation und erweitern die Erkennung der Umgebung und des Menschen potentiell auf den gesamten Roboter, verringern die Notwendigkeit der Nutzung von externer Sensorik wie Laserscanner oder dienen der Erhöhung der Sicherheit, da sie die Abdeckung des Erfassungsbereiches deutlich erweitern können. Die Nutzung taktiler Information wurde lange Zeit vernachlässigt. Dies nicht zuletzt, da die Entwicklung miniaturisierter, flexibler Sensorik und Auswerteelektroniken noch nicht fortgeschritten genug war. Heute erschließt künstliche Haut nicht nur eine weitere Ebene inhärenter Sicherheit, sondern ermöglicht auch die Sicherheit bei direkter Kollaboration zwischen Mensch und Roboter, insbesondere direkten physischen Kontakt. So ermöglichen visuell-sensorische Systeme keine Abschätzung der Interaktionskräfte, wenn z.B. ein Werkzeug übergeben wird. Die Erfassung taktiler Information ermöglicht hingegen eine direkte Messung und online Anpassung also Regelung der Interaktionskraft. Somit können Roboter entwickelt werden, die tatsächlich fühlen können (Lucarotti et al. 2013). Diese Erweiterung der Modalitäten in robotischen Systemen erweitert also die Wahrnehmung der Umwelt und des Menschen durch das System, als auch über seinen eigenen Zustand (Kampmann/Kirchner 2015).

Jede Erweiterung der Wahrnehmungsfähigkeit von robotischen Systemen ist die direkte Voraussetzung für die Umsetzung verschiedener High-level Sicherheitskonzepte. Die Nutzung der erweiterten Fähigkeiten benötigt jedoch auch eine Erweiterung der Sensorverarbeitungskonzepte und der Regelungskonzepte. So müssen Konzepte für die „Low-level" Regelung (Stufe 2) entwickelt werden, die es – wie weiter oben schon erwähnt – grundsätzlich ermöglichen, elastische Elemente situationsgemäß zu regeln. Hierfür werden zumeist eher Ansätze der Kraftregelung statt der Positionsregelung genutzt (de Gea Fernandez/Kirchner 2015). Der Vorteil eines kraftgeregelten Ansatzes liegt klar auf der Hand. Während eine Positionsregelung einen Roboter einfach an eine gegebene Position fährt, ermöglicht eine Kraftregelung ebenfalls eine Bewegung zu einem Ziel, jedoch werden externe Kräfte direkt in Betracht gezogen, um so z.B. Objekte auf dem Weg zu umgehen und Kollision oder Verletzung durch zu hohe Kräfte zu vermeiden. Sollten zu hohe Kräfte auftreten, während der Roboter einen Punkt im Raum anfährt, sorgt die Kraftregelung augenblicklich dafür, dass der Roboter stoppt oder einen alternativen Weg sucht, also das Hindernis umfährt.

Zusammenfassend kann mit Konzepten der dritten Stufe zur Umsetzung von Sicherheit, also auf der Ebene der High-level Regelung, das Verhalten eines robotischen Systems noch flexibler oder angepasster gestaltet und individueller an Erfordernisse angepasst werden. Die Implementierung von High-level Regelungskonzepten setzt – wie zuvor erwähnt – die Nutzung von (internen) Sensoren voraus, die es ermöglichen, den Status der Umgebung des Roboters genauer zu beschreiben (Lüth et al. 2015). Eingesetzte Sensoren sind sehr unterschiedlich, oft Kameras, Laserscanner oder „Time-of-Flight" Kameras, aber auch taktile Sensorik in künstlicher Haut wird immer häufiger verwendet oder Sensoren aus der Umgebung des Roboters werden hinzugezogen, um z.B. auf Basis der Umgebungsrepräsentation Trajektorienplanung bezüglich der Hindernisvermeidung zu verbessern. So werden heutzutage nicht nur klassische Overhead Kameras oder Laserscanner genutzt, um den Bereich um den Roboter abzusichern und z.B. den Roboter anzuhalten, sollte sich ein Mensch in kritische Bereiche der Arbeitsumgebung des Systems begeben, sondern vielmehr ermöglicht eine multisensorielle und multimodale Umgebungsrepräsentation erweiterte Konzepte wie die oben genannte adaptive Anpassung des Systemverhaltens (de Gea Fernández et al. 2017), so z.B. der Nachgiebigkeit oder Dynamik von Systemen. Solche adaptiven Anpassungen ermöglichen einerseits oft erst eine Interaktion oder Kollaboration mit dem Menschen, wenn das robotische Systeme z.B. kein Leichtroboter ist, da zu schwere Bauteile bewegt werden müssen, oder die Hauptaufgabe eine hohe Genauigkeit verlangt, die mit nachgiebigen Elementen oft noch nicht erreicht werden kann. Andererseits erhöhen sie adaptiv die Sicherheit in kritischen Situationen, wenn z.B. ein Kontakt mit dem Menschen in den Bereichen hoher Sensitivität (wie dem Gesicht) nicht auszuschließen ist.

Diese Möglichkeiten der sicherheitsrelevanten High-level Regelung sind für heutige robotische Anwendungen von grundlegender Bedeutung, da stationäre Sicherheitsräume wie sie z.B. durch klassische Überwachungssysteme erreicht werden können (SafetyEye 2014), heutzutage nicht mehr ausreichend sind. Vielmehr müssen sich diese Bereiche an die Aufgabe des Roboters und die Anwendung automatisch anpassen können (Vogel et al. 2013). Aber auch das sicherheitsrelevante Verhalten muss anpassbar sein. So sollte ein Roboter während der Kollaboration mit einem Menschen eher seine Geschwindigkeit verringern als anzuhalten, wohingegen er eventuell anhalten sollte, wenn ein Mensch „aus Versehen" in den Arbeitsbereich gelangt, also nicht die Absicht hat zu kooperieren. Somit sind anwendungs- oder kontextspezifische Anpassungen von Sicherheitsstufen (Haddadin 2015) durch High-level Regelung notwendig.

Im Fazit sollten demnach unterschiedliche Ansätze zum Erreichen höchster und/oder adaptiver Sicherheit für die Mensch-Maschine-Kollaboration zum Einsatz kommen. Inhärente Sicherheit ist insbesondere dann anzustreben, wenn sich ein Roboter im direkten Kontakt mit dem Menschen befindet, wie es z.B. bei Exoskeletten der Fall ist. Neben der Umsetzung von Leichtbaukonzepten, dem Einsatz seriell-elastischer Antriebe sind hier weitere Mechanismen notwendig, die durch den Ansatz Safety bei Design (Stufe 1) realisiert werden. So werden Aktuatoren mit mechanischen Anschlägen versehen, die auch bei Softwarefehlern ein Überdrehen der Gelenke verhindert, wenn z. B. Arbeitsbereiche, die über die Software definiert werden, vom System verlassen werden. Auch die Dynamik eines Systems, das im direkten Kontakt mit dem Menschen steht, muss auf Low-level Ebene (Stufe 2) beschränkt werden und zusätzlich müssen manuell bedienbare Notaus Schalter vorgesehen werden, die eine Abschaltung durch den Nutzer oder durch externe Betreuer, wie Ärzte oder Therapeuten, ermöglichen. Letzteres ist besonders deswegen notwendig, da auch psychologische Aspekte beachtet werden müssen. So kann bei vollständiger Funktion des Systems ein Patient eventuell trotzdem psychisch oder physisch überfordert sein, was eine Abschaltung des Systems (ohne Fehlfunktion) erfordert.

2.3.2 Explizite und implizite Intentionserkennung für eine zielführende Mensch-Maschine Kooperation

Wie einleitend schon erwähnt, ist eine Grundvoraussetzung für eine zielführende Mensch-Maschine-Kooperation, dass es vom Ansatz her entweder klar definiert ist, was der Status oder die Intention des kooperierenden oder kollaborierenden Menschen ist, oder dass dem System explizit mitgeteilt werden kann bzw. dies implizit vom System erkannt wird (Kirchner et al. 2015).

An einer Produktionslinie mit fest vorgegebenen Abläufen kann einfach definiert werden, wie ein Mensch zu welchem Produktionsschritt unterstützt werden soll. Dies ist besonders dann so, wenn es sich um keine direkte Kollaboration handelt, sondern der Roboter z. B. nur zu bestimmten Produktionsschritten Werkteile an vordefinierten Stellen anreicht oder ablegt. Dies stellt sich bereits anders dar, wenn der Roboter ein Werkteil direkt dem Werker an seine aktuelle Position anreichen oder ein Werkstück für die Montage halten soll. Hier muss klar sein, ob der Mensch bereit ist das Werkteil anzunehmen, auf welcher Höhe und Position er sich befindet und das Werkteile sinnvollerweise angereicht werden sollte oder wie lange ein Werkteil gehalten werden muss. Diese Informationen zum Status des Menschen und zu dessen Intention kann mittels Sensoren, die eine Abbildung des Menschen erstellen, um dann die Position und

Haltung zu bestimmen, implizit erkannt werden oder mit selben Sensoren explizit z. B. über Gesten oder Steuerposen des Menschen mitgeteilt werden (de Gea Fernández et al. 2017). So kann von der Körperhaltung und -ausrichtung implizit abgeleitet werden, ob der Mensch bereit ist bzw. die Intention hat, ein Werkstück oder Werkzeug anzunehmen, oder der Mensch teilt dies mit einer Geste explizit mit. Bei der Übergabe kann das System implizit spüren, dass der Mensch das Objekt hält, da sich z. b. die Kräfte reduzieren, die auf den Arm oder Greifer des Roboter wirken, oder der Mensch zieht ein- oder mehrfach am Werkstück, um dem Roboter explizit mitzuteilen, dass er das Werkstück los lassen kann.

Soll ein Exoskelett jedoch den Menschen gezielt und entsprechend der körperlichen Situation unterstützen, sind weitere Informationen notwendig, aus denen das System nicht nur implizit ableiten kann, was der Zustand oder die Intention des Menschen ist, sondern auch wie stark er oder sie unterstützt werden soll. So kann aus Biosignalen abgeleitet werden, ob ein Patient die Intention hat, ein Objekt zu greifen. Nur wenn diese Intention erkannt wird, sollte das Exoskelett eine Bewegung des Armes eines Patienten mit Lähmungen, z. B. nach einem Schlaganfall oder durch eine Querschnittslähmung, zielgerichtet unterstützen oder ausführen. Um die Bewegungsintention zu erkennen, können z. B. Aktivitäten des Gehirns aufgezeichnet durch das Elektroenzephalogramm (EEG) oder (Rest-)Signale zur Ansteuerung der Muskulatur mittels Elektromyogramm (EMG) ausgewertet werden (Kirchner et al. 2014). Um das Ziel im Raum zu definieren, können z. B. Eyetracker zum Einsatz kommen mittels derer erkannt wird, welches Objekt der Patient betrachtet. Aus der Kombination dieser Signale kann wiederum abgeleitet werden, ob der Patient ein Objekt nur betrachtet oder tatsächlich greifen möchte, nämlich dann, wenn das Objekt nicht nur betrachtet wird, sondern gleichzeitig Bewegungsintention erkannt wird (Kirchner et al. 2013; Kirchner et al. 2016). Somit ist es grundlegend wichtig, unterschiedliche Signale aus verschiedenen Sensoren, also multimodal und multisensoriell, zu kombinieren (Kirchner et al. 2019), damit sich das Exoskelett ein umfangreiches Bild über die Bedürfnisse und Anforderungen des Patienten machen kann oder seine Unterstützung durch eine unterschiedliche Kombination der Signale in der Auswertung an die Erfordernisse des Patienten, wie z. B. der Phase der Rehabilitation (Kirchner et al. 2014), oder der benötigten Unterstützungskraft im Sinne des assist-as-needed anpassen kann (Kirchner et al. 2016).

3 Exoskelette in der Rehabilitation

3.1 Rehabilitationsrobotik

Die Anforderungskriterien eines sozialen und leistungsfähigen Gesundheitssystems werden zunehmend anspruchsvoller und sind stark von den vorherrschenden Anforderungen, Bedürfnissen und Möglichkeiten der verschiedenen Akteure im Gesundheitssystem geprägt. Eine moderne zukunftsorientierte Gesundheitsversorgung muss daher flexibel auf Veränderungen beeinflussender Parameter wie der alternden Gesellschaft, der Zunahme chronischer Erkrankungen und den steigenden Kosten der Gesundheitsversorgung sowie dem Mangel an gut ausgebildeten Fachkräften, eingehen und angebracht mit den resultierenden Herausforderungen umgehen können. Dementsprechend werden Konzepte erarbeitet, die auch in Zukunft eine Gesundheitsversorgung auf hohem Niveau sicherstellen können. Im Fokus dieser Untersuchungen stehen Chancengleichheit, die Erweiterung der medizinischen Kapazitäten, die Entwicklung neuer angemessener Behandlungsmethoden sowie die finanzielle Realisierbarkeit. Die Rehabilitation und Pflege von neuromotorischen Erkrankungen und Immobilität ist in diesem Zusammenhang eine der großen medizinischen und gesellschaftlichen Herausforderungen unserer Zeit. Hervorzuheben ist hierbei die Erkrankung des Schlaganfalls. Diese stellt weltweit die zweithäufigste Todesursache dar und ist eine der Hauptursachen für dauerhafte Behinderungen im Erwachsenenalter. Auf Basis des Erlanger Schlaganfallregisters wurde hochgerechnet, dass ca. 270.000 Schlaganfälle pro Jahr in Deutschland auftreten und rund 1,76 Mio. Menschen mit einem bereits erlittenen Schlaganfall leben (Heuschmann et al. 2013). Die demografische Entwicklung sowie der medizinische Fortschritt haben zudem bereits in der Vergangenheit dazu geführt, dass der Bedarf an Pflegepersonal gestiegen ist. Es ist davon auszugehen, dass dieser Trend auch weiter anhalten wird. Zahlen des Statistischen Bundesamtes zeigen, dass 2017 bundesweit 3,4 Mio. Menschen pflegebedürftig waren, was im Vergleich zu 2015 eine Steigerung von 20% ausmacht (DESTATIS 2019). Ein Großteil der Pflegebedürftigen wird zu Hause gepflegt; hierbei steigt ebenfalls die Zahl der alleinlebenden Senioren. Hinzu kommt, dass die häusliche Versorgung oft auf die Familie oder den Partner entfällt. Dies stellt eine große Herausforderung für die künftige Fachkräftesicherung dar und lässt vermuten, dass sich gerade die Pflegesituation in der häuslichen Umgebung weiter anspannen wird. In diesem Anwendungsfeld birgt der Einsatz von robotischen Systemen große Potentiale. Dies spiegelt sich auch in dem derzeitigen medialen Interesse wider und führt zur allgemeinen Akzeptanzerhöhung robotischer Systeme in der Rehabilitation und Pflege.

Die in der Rehabilitationsmedizin zur Anwendung kommenden Systeme können in verschiedene Anwendungsbereiche gegliedert werden. Zum einen werden Systeme konzipiert, die für die motorische Wiederherstellung der Patienten eingesetzt werden, und zum anderen robotische Assistenzsysteme, die Alltagshandlungen chronisch betroffener Patienten unterstützen. Hierzu zählen beispielsweise intelligente Rollstühle mit robotischen Greifhilfen oder Serviceroboter. Eine weitere Gruppe stellen Systeme dar, die eine Kombination aus therapeutischen Elementen mit Unterstützungen im Alltag kombinieren. Dies sind beispielsweise mobile, aktive Orthesen zur Kraftunterstützung oder zur Tremorunterdrückung.

In der motorischen Rehabilitation ist die technische Unterstützung des therapeutischen Personals bei arbeitsintensiven Behandlungen, beispielsweise bei der Schlaganfallrehabilitation, von zunehmender Bedeutung. Hierbei wird der Schwerpunkt auf Geräteklassen gesetzt, die den Therapeuten bei Ausübung der Therapiemaßnahmen unterstützen und den Patienten ein selbständiges sowie intensives Trainieren ermöglichen. Diese Therapien finden vornehmlich Anwendung in der neuro-motorischen Rehabilitation und nutzen das Potential der neuronalen Plastizität des Gehirns, indem sie das intensive Trainieren von gezielten Bewegungsabläufen unterstützen. Klinische Studien der letzten Jahre belegen die positiven Therapieeffekte robotergestützter Trainingseinheiten und zeigen gegenüber klassischen Behandlungsmethoden keine Nachteile im Resultat.

3.2 Exoskelette

Exoskelette repräsentieren eine spezifische Art der Mensch-Maschinen-Schnittstelle und können bei verschiedenen Anwendungen zum Einsatz kommen. Insbesondere werden Exoskelette eingesetzt, um die Kraft des menschlichen Körpers zu unterstützen und so dessen Handlungsmöglichkeiten zu erweitern, die Mobilität und Teilhabe von Menschen mit Erkrankungen zu verbessern, Rehabilitation oder eine intuitive Telemanipulation von Robotern zu ermöglichen.

Eine Möglichkeit Exoskelette zu kategorisieren, ist die Aufteilung in aktive und in passive Systeme. Aktive Systeme sind beispielsweise mit elektrischen, pneumatischen oder hydraulischen Motoren ausgestattet, die benötigt werden, um die menschliche Kraft zu unterstützen bzw. gänzlich zu kompensieren, oder in dem Anwendungsbereich der Telemanipulation, eine Interaktionskraft auf den Exoskelett-Träger auszuüben. Passive Systeme besitzen hingegen keine dieser Antriebe. Hierbei wird die Exoskelett-Struktur dazu genutzt, um Kräfte im menschlichen Körper besser zu verteilen, oder mittels Federelementen Rückstellkräfte zu generieren, um eine Gewichtskompensation zu erzielen. Diese Exoskelette werden beispielsweise bei körperlich anstrengenden Montageprozessen eingesetzt, jedoch ohne eine zusätzliche Krafteinleitung zu bieten.

In Abhängigkeit des Anwendungsbereichs lassen sich Exoskelette weitergehend in drei Hauptgruppen kategorisieren:

1. Systeme, die eine Steuerung von anderen Robotern und somit eine Interaktion zwischen Mensch und Maschine ermöglichen (z.B. zur Telemanipulation),
2. Systeme, die dafür ausgelegt sind die menschliche Kraft zu verstärken, und
3. Systeme, die der Rehabilitation dienen.

Trotz der Unterschiede bezüglich ihrer Einsatzgebiete können bei tragbaren Exoskeletten (durch den direkten Kontakt zum Menschen) gemeinsame Anforderungskriterien wie Sicherheit, Komfort, Anwendungsfreundlichkeit und Adaptivität definiert werden. Weitergehend sind bestimmte Qualitätskriterien insbesondere in der Rehabilitationsanwendung entscheidende Faktoren für den praxisgerechten Einsatz dieser Technologie. Die folgende Tabelle 2 zeigt einige dieser Kriterien genauer auf und erläutert deren Bedeutung.

Kriterium	Erläuterung
Tragbarkeit und Anpassungsfähigkeit	Notwendig für die Schnittstelle (Mensch–Exoskelett), um von verschiedenen Benutzern/Patienten mit unterschiedlichen Körpermaßen getragen werden zu können.
Hohe Auflösung	Gilt sowohl in den Positions- und Geschwindigkeitsräumen als auch im Kraftraum: Nur mit einer hohen Auflösung ist eine präzise Führung der Extremität, sowie ein präziser Eindruck für den Benutzer zu ermöglichen.
Arbeitsraum	Der Arbeitsraum des Menschen wird von einem idealen Exoskelett nicht eingeschränkt und ermöglicht auch die Durchführung alltäglicher Handlungen.
Transparenz	Fähigkeit des Systems, dem Benutzer einen realistischen Eindruck der Bewegungsausführung zu vermitteln.
Hohe strukturelle Steifigkeit	Ein ideales Exoskelett verhält sich steif; Bewegungen sind lediglich über die Gelenke möglich.
Geringe Trägheit	Eine geringe Eigenträgheit sorgt für eine bessere Bandbreite in der Ausführbarkeit der Bewegungen und erhöht zudem den Komfort während des Tragens.
Geringe Reibung	Geringe statische und dynamische Reibung erhöht die Leistungsfähigkeit der Schnittstelle.
Singularitätsfreier Arbeitsraum	Singularitäten der mechanischen Struktur erschweren die kinematischen Berechnungen und die Kontrolle.
Kräfteisotropie	Die Exoskelett-Struktur kann in jeder Konfiguration (Gelenkstellung) ein Mindestmaß an Kraft an den Benutzer übertragen und in jeder Lage die Bewegung der Extremitäten unterstützen.

Tab. 2: Qualitätsmerkmale eines Exoskeletts im Hinblick auf Rehabilitationsanwendungen.

Ergänzend zu der oben genannten Einordnung können Exoskelette bezüglich ihrer räumlichen Anordnung (Topologie) unterschieden werden. Hier finden sich beispielsweise Systeme, die in der Lage sind, den Bewegungsraum der oberen Extremität, den der unteren Extremität, oder auch den Bewegungsraum des ganzen Körpers in seiner Gesamtheit zu erfassen.

3.3 Robotikunterstützte Rehabilitation mittels Exoskelett-Technologie

Die Motivation, robotische Systeme in den Therapiealltag zu integrieren, begründet sich darin, die therapeutischen Möglichkeiten zu erweitern, den Patienten vermehrt das Eigentraining zu ermöglichen und die Therapeuten zu entlasten. Exoskelette bieten hierfür allgemein sehr gute Voraussetzungen. Wie beschrieben, stellt das Exoskelett eine direkte Mensch-Maschine-Schnittstelle dar, welches als aktives System mit Motoren ausgestattet ist. Hierdurch ergeben sich eine Vielzahl an Interaktionsmöglichkeiten zwischen Mensch und Exoskelett, die für die motorische Rehabilitation nutzbar gemacht werden können (Vaca Benitez et al. 2013b):

- Stabilisierung und Führung der Extremität: Aufgrund des direkten Kontakts des Exoskeletts zum Menschen, können verschiedene Schnittstellen (Verbindungselemente) realisiert werden. Hierdurch wird ermöglicht beispielsweise den Arm des Menschen an jedem Gelenk zu stabilisieren und zu führen.

- Hohe Anzahl von aktiven Freiheitsgraden: Durch die Kinematik der Exoskelett-Struktur und der Möglichkeit eine hohe Anzahl von aktiven Freiheitsgraden zu realisieren, können fein abgestimmte Bewegungsmuster umgesetzt werden. Die Abbildung der menschlichen Kinematik ermöglicht zudem die genaue Nachahmung von physiologischen Bewegungsmustern. Somit sind komplexe Bewegungsabläufe über mehrere Gelenke möglich. Dezidierte Bewegungen über ein einzelnes Gelenk können zudem realisiert werden.

- Kompensation des Eigengewichtes des Systems: Die aktive Führung der Exoskelett-Struktur durch die verbauten Antriebe ermöglicht das Kompensieren der Eigenschwere des Systems, sodass diese vom Menschen nicht wahrgenommen wird.

- Kompensation des Eigengewichtes der Extremität: Die aktive Stabilisierung der Extremität durch das Exoskelett ermöglicht das Kompensieren der Eigenschwere der Extremität und erlaubt so das Trainieren unter Ausschluss der Schwerkraft.

- Integration von Biosignalen: Durch die enge Kopplung von Exoskelett und menschlichem Körper ist es möglich, Biosignal-Sensoren in das Gesamtsystem zu integrieren. Diese können beispielsweise zur Regelung herangezogen werden und damit die Gesamtfunktionalität verbessern. So können sie als Signal dienen, dass eine Bewegung beginnen soll, welche Körperteile involviert sein sollen oder wohin die Bewegung im Raum ausgeführt werden soll und wie stark das Exoskelett fehlende Aktivierung (der Muskulatur) kompensieren muss.

- Alltagsnahes Trainieren: Aufgrund der oben genannten Vorteile und der möglichen Mobilität eines Exoskeletts wird es möglich, in unterschiedlichen Szenarien, z.B. bei Aufgaben des täglichen Lebens oder im Beruf, komplexe Bewegungen durchzuführen (in einer Trainingsküche oder direkt in der häuslichen Umgebung des Patienten).

Insgesamt ergeben sich daraus neue Ansätze und Möglichkeiten, verschiedene Therapieansätze umzusetzen und die Behandlungsmaßnahme für den Patienten zu intensivieren und den Therapeuten zu entlasten. Das am DFKI entwickelte Exoskelett, welches in dem Forschungsvorhaben Recupera-REHA[2] mit Mitteln des Bundesministeriums für Bildung und Forschung (BMBF) unter dem Förderkennzeichen 01IM14006A/B umgesetzt wurde, stellt hierfür ein gutes Beispiel dar. Das aus diesem Forschungsvorhaben entstandene System (siehe Abbildung 1) wurde konzipiert, um die sehr personal- und arbeitsintensive Rehabilitation von Schlaganfallpatienten mit Lähmungen der oberen Extremität (Hemiparese) zu unterstützen. Ziel war, ein Konzept aufzuzeigen, um die nötigen Rehabilitationsprozesse in Zukunft effektiver und effizienter zu gestalten, den Therapeuten ein erweitertes Werkzeug für die therapeutische Ar-

---

[2] Vgl. Projektseite Recupera-REHA https://robotik.dfki-bremen.de/de/forschung/projekte/recupera-reha.html.

beit bereitzustellen und den Patienten selbstbestimmter in die Therapie mit einbeziehen zu können. Hierdurch sollen bei gleichzeitig reduzierter Abhängigkeit von Betreuung durch das Fachpersonal und Angehörige sichere und wirksame Trainingssettings vom klinischen Umfeld auch in die Häuslichkeit übertragen und mehr Selbstbestimmung/Teilhabe der Patienten ermöglicht werden. Dabei wurde ein Fokus auf eine einfache Anwendbarkeit und Akzeptanz gesetzt, um sicher zu stellen, dass die Ergebnisse des Projektes auch potentiell Einzug in die adressierten Anwendungsbereiche erhalten.

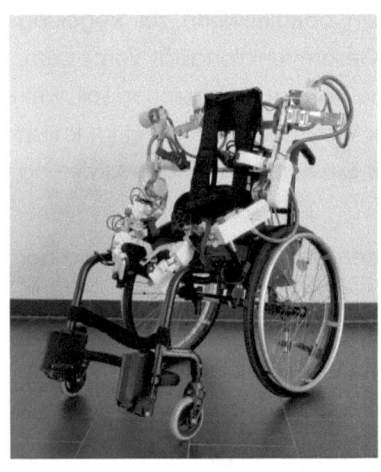

Abb. 1: Recupera-REHA Exoskelett
Foto: DFKI GmbH

Generell zielt die Schlaganfallrehabilitation darauf ab, die motorischen Fähigkeiten der Patienten so weit wiederherzustellen, dass im Bereich täglicher Handlungen und Verrichtungen eine höchstmögliche Selbstständigkeit und Teilhabe erreicht werden kann. Die wissenschaftliche Basis für verschiedene moderne zielgerichtete Therapieansätze in diesem Kontext ist die Fähigkeit des Gehirns, verloren gegangene motorische Funktionen durch den Vorgang der Neuroplastizität wiederzuerlangen. Entsprechend konnten sich in den letzten Jahren eine Reihe evidenzbasierter Behandlungsmethoden etablieren. Eine systematische Evidenzrecherche zu den therapeutischen Maßnahmen ist in medizinischen Leitlinien (S2-Leitlinie) aufgearbeitet. Ein Beispiel hierfür ist die S2-Leitlinie „Rehabilitative Therapie bei Armparese nach Schlaganfall" der Deutschen Gesellschaft für Neurorehabilitation (Platz 2011).

In Anlehnung an evidenzbasierte Methoden wurden im Recupera-REHA Exoskelett verschiedene Funktionsmodi umgesetzt. Hierbei wird die Eigenschwere der Exoskelett-Struktur standardmäßig über die Aktuatoren des Systems kompensiert.

a) Teach-in and Replay Modus: Durch Einspeichern einer Bewegungstrajektorie durch den Therapeuten, in einzelnen Gelenken oder komplexeren

Bewegungsabläufen, wie beispielsweise das Greifen eines Glases und Durchführung einer Trinkbewegung, kann die Extremität des Patienten durch das Exoskelett passiv geführt werden. Diese individuell vorgebenden Bewegungsmuster dienen der Bewegungsanbahnung und können in einer hohen Frequenz repetitiv umgesetzt werden, ohne dass der Therapeut die Bewegung führen muss. Die Auslösung der abgespeicherten Bewegungen können optional über Biosignal-Trigger, wie EMG, EEG und/oder Eyetracker, ausgelöst werden.

b) Master-Slave Modus: Durch die Nutzung des Dual-Arm-Exoskelette Konzeptes kann die Bewegung des gesunden Arms simultan auf die gelähmte Seite übertragen werden, welches Potentiale einer klassischen Spiegeltherapie bietet. Dieser Modus fördert besonders die Eigeninitiative und kann den Patienten durch die Möglichkeit selbstbestimmt zu handeln motivieren.

c) Schwerkraftkompensationsmodus: Die eigenschwere der Exoskelett-Struktur wird – wie bereits dargestellt – standardmäßig über die Aktuatoren des Systems kompensiert. Zusätzlich kann mittels eines implementierten Armmodells des Patienten das Gewicht der Extremität bis zu 100% kompensiert werden. Hierdurch wird dem Patienten ermöglicht, unter quasi Ausschluss der Schwerkraft, mit nur äußerst geringer Eigenaktivität den Arm im Arbeitsbereich des Exoskeletts frei zu bewegen.

d) Assist-as-needed Modus: Hiermit sollen grundsätzlich aktive Trainingsübungen (beispielsweise Handlungen mit persönlichem Bezug in einer Therapieküche) mit einer angepassten Kraftkompensation durch das Exoskelett realisiert werden. Hierbei soll die Eigenleistung des Patienten nah an der individuellen Leistungsgrenze liegen (Kumar et al. 2019).

Das Recupera-REHA Exoskelett wurde für die Umsetzung der Therapiemodi mit folgendem Merkmal bezüglich der Mechanik und Elektronik ausgestattet: Das Schultergelenk des Exoskeletts besteht aus drei identischen Antriebseinheiten mit unterschiedlichen Getriebeuntersetzungen und umfasst drei Freiheitsgrade, die über eine Parallelführung realisiert sind. Der Bewegungsbereich der Antriebe kann durch mechanische Endanschläge eingestellt werden. Der Unterarm besitzt zwei weitere aktive Freiheiten zur Extension und Flexion des Ellenbogens und zur Pronation und Supination des Unterarms. Die Antriebe sind als seriell-elastische Gelenke ausgelegt, um eine sichere und weiche Bewegung zu ermöglichen. Zusätzlich sind Mechanismen zur Längenanpassung implementiert. Zur Unterstützung der Greiffunktion ist ein aktives Handinterface integriert. Zur Steuerung und Regelung des Exoskeletts werden lokal verteilte FPGA basierende Elektroniken mit Leistungsstufe genutzt. Spezifische Sensoren werden vor Ort ausgewertet und an den Zentralrechner, das Zynqbrain, welches als eine Kombination von FPGA und CPU Computer ausgeführt ist, weitergeleitet. Es befindet sich in einem Elektronikhauptgehäuse auf der Rückseite des Rollstuhls. Ein LiFePO4-Akkumulator kann zur Stromversorgung eingesetzt werden, um eine möglichst hohe Mobilität zu erreichen.

Die mit dem System umgesetzten Therapieansätze werden durch das Steuerungssystem ermöglicht, die in den oben genannten Therapiemodi realisiert sind. Es werden Biosignale, insbesondere EMG, des Anwenders berücksichtigt. Diese Biosignale dienen nicht nur zum Auslösen von Bewegungsabläufen, sondern liefern eine Annäherung an die vom Anwender erbrachte Kraft, welche in die „assist-as-needed" Regelung komplementär mit einfließen kann. Das Regelungssystem der Exoskelette ist in Zynqbrain-Platinen eingebettet und kann somit unabhängig von externen Rechnern bedient werden. Die Steuerung der Funktionen des Exoskeletts ist über eine Web-basierte Applikation realisiert, die plattformunabhängig angewandt werden kann.

In den westlichen Industrienationen zählen Erkrankungen wie der Schlaganfall auch aufgrund des demografischen Wandels und dem Fachkräftemangel zu den Erkrankungen, die für jede Gesellschaft eine bedeutende Herausforderung darstellen. Robotische Systeme und KI sollen zukünftig einen weitergehenden Beitrag dazu leisten, fortschrittliche technische Lösungsansätze zu ermöglichen, um direkte Lösungen zur Realisierung von Leistungsfähigkeit und Selbstentfaltung in den Bereichen Selbstversorgung, Produktivität und Freizeit aufzuzeigen.

4 Literatur

Albiez, J./Joyeux, S./Gaudig, C. (2016): FlatFish – a compact subsea-resident inspection AUV. In: MTS/IEEE: OCEANS 2015. 19.–22.10.2015. Washington: IEEE. S. 1–8.

Arnold, S./Medagoda, L. (2018): Robust Model-Aided Inertial Localization for Autonomous Underwater Vehicles. In: IEEE: International Conference on Robotics and Automation (ICRA). 21.–25.5.2018. Brisbane, QLD: IEEE.

Bargsten, V./de Gea Fernández, J. (2015): COMPI: Development of a 6-DOF Compliant Robot Arm for Human-Robot Cooperation. In: Proceedings of the 8th International Workshop on Human-Friendly Robotics. (HFR-2015). 21.–23.10.2015. München: Technische Universität München.

Bitkom e.V./DFKI GmbH (2017): Entscheidungsunterstützung mit Künstlicher Intelligenz. Wirtschaftliche Bedeutung, gesellschaftliche Herausforderungen, menschliche Verantwortung. Berlin: Bitkom.

Bölsche, F./Hasenbein, U./Reißberg, H./Lotz-Rambaldi, W./Wallesch, C. W. (2002): Kurzfristige Ergebnisse ambulanter vs. stationärer Phase-D-Rehabilitation nach Schlaganfall. In: Rehabilitation. 41(2/3): 175–182.

Da Lio, M./Mazzalai, A./Windridge, D./Thill, S./Yüksel, M./Saroldi, A./Andreone, L./Gurney, K./Anderson, S. R./Heich, H. (2017): Exploiting Dream-Like Simulation Mechanisms to Develop Safer Agents for Automated Driving. In: IEEE: 20th International Conference on Intelligent Transportation Systems. 16.–19.10.2017. Yokohama: IEEE. S. 1–6.

de Gea Fernández, J./Kirchner, F. (2015): Predictive compliance for interaction control of robot manipulators. In: IEEE/RSJ: Proceedings of the International Conference on Intelligent Robots and Systems (IROS-2011). San Francisco, CA.: IEEE. S. 4134–4140.

de Gea Fernández, J./Mronga, D./Günther, M./Stock, S./Niemann, N./Wiese, H./Menon, R./Kirchner, E./Stiene, S. (2018): Towards Contextual Robots for Collaborative Manufacturing. International Conference on Intelligent Robots and Systems (IROS 2018). 01.–05.10.2018. Madrid (Poster).

de Gea Fernández, J./Mronga, D./Günther, M./Knobloch, T./Wirkus, M./ Schröer, M./Trampler, M./Stiene, S./Kirchner, E./Bargsten, V./Bänziger, T./Teiwes, J./Krüger, T./Kirchner, F. (2017): Multimodal Sensor-Based Whole-Body Control for Human-Robot Collaboration in Industrial Settings. In: Robotics and Autonomous Systems. 94: 102–119.

Destatis (2018): 3,4 Millionen Pflegebedürftige zum Jahresende 2017. (Online) https://www.destatis.de/DE/PresseService/Presse/Pressemitteilungen/ 2018/12/PD18_501_224.html;jsessionid= A9C0B2160836D22181E763EA17617206.InternetLive1 (04.03.2019).

Domínguez, R./Arnold, S./Hertzberg, C./Böckmann, A. (2018): Internal Simulation for Autonomous Robot Exploration of Lava Tubes. In: ICINCO 2018. Proceedings of the 15th International Conference on Informatics in Control, Automation and Robotics. 29.-31.7.2018. Porto: SCITEPRESS. Vol. 2: 144–155.

Haddadin, S. (2015): Physical Safety in Robotics. In: Drechsler, R.; Kühne, U. (Hrsg.): Formal Modeling and Verification of Cyber-Physical Systems. Wiesbaden: Springer Vieweg. S. 249–271.

Heuschmann, P. U./Busse, O./Wagner, M./Endres, M./Villringer, A./Röther, J./Kolominsky-Rabas, P. L./Berger, K. (2013): Schlaganfallhäufigkeit und Versorgung von Schlaganfallpatienten in Deutschland. In: Akt Neurol. 37(6): 333–340.

Kampmann, P./Kirchner, F. (2015): Towards a fine-manipulation system with tactile feedback for deep-sea environments. In: Robotics and Autonomous Systems. 67(C): 115–121.

Kirchner, E. A./Albiez, J./Seeland, A./Jordan, M./Kirchner, F. (2013): Towards Assistive Robotics for Home Rehabilitation. In: Proceedings of the 6th International Conference on Biomedical Electronics and Devices (BIODEVICES-13). 11.–14.2.2013. Barcelona.

Kirchner, E./de Gea Fernández, J./Kampmann, P./Schröer, M./Metzen, J. H./Kirchner, F. (2015): Intuitive Interaction with Robots – Technical Approaches and Challenges. In: Drechsler, R.; Kühne, U. (Hrsg.): Formal

Modeling and Verification of Cyber Physical Systems. Wiesbaden: Springer Vieweg. S. 224–248.

Kirchner, E. A./Fairclough, S./Kirchner, F. (2019): Embedded Multimodal Interfaces in Robotics: Applications, Future Trends, and Societal Implications. In: Oviatt, S,/Schuller, B./Cohen, P./Sonntag, D./Potamianos, G./Krueger, A. (Hrsg.): The Handbook of Multimodal-Multisensor Interfaces. New York: Morgan & Claypool Publishers. Vol.3: o.S.

Kirchner, E. A./Seeland, A./Tabie, T. (2014): Multimodal Movement Prediction – Towards an Individual Assistance of Patients. In: PLoS ONE. 9(1): e85060. (Online) https://doi.org/10.1371/journal.pone.0085060. (04.03.2019).

Kirchner, E. A./Will, N./Simnofske, M./Vaca Benitez, L./Bongardt, B./Krell, M./Kumar, S./Mallwitz, M./Seeland, A./Tabie, M./Wöhrle, H./Yüksel, M./Heß, A./Buschfort, R./Kirchner, F. (2016): Recupera-Reha: Exoskeleton Technology with Integrated Biosignal Analysis for Sensorimotor Rehabilitation. In: Weidner, R. (Hrsg.): Zweite Transdisziplinäre Konferenz „Technische Unterstützungssysteme, die die Menschen wirklich wollen". 12.–13.12.2016. Hamburg: Helmut-Schmidt-Universität. S. 535–548.

Kumar, S./Wöhrle, H./Trampler, M./Simnofske, M./Peters, H./Mallwitz, M./Kirchner, E. A./Kirchner, F. (2019): Modular Design and Decentralized Control of the Recupera Exoskeleton for Stroke Rehabilitation. In: Applied Sciences, MDPI. 9(4): o.S.

Lucarotti, C./Oddo, C. M./Vitiello, N./Carrozza M. C. (2013): Synthetic and bioartificial tactile sensing: A review. In: Sensors. 13(2): 1435.

Lüth, C. /Frese, U./Täubig, H./Walter, D./Hausmann, D. (2015): Sams Sicherheitskomponente für autonome mobile Serviceroboter. In: Proceedings ROBOTIK 2008. München: VDI-Verlag. o.S.

Machowinski, J./Böckmann, A./Arnold, S./Hertzberg, C./Planthaber, S. (2017): Climbing Steep Inclines with a Six-Legged Robot using Locomotion Planning. In: IEEE International Conference on Robotics and Automation. 29.5.2017. Singapore: IEEE.

Mallwitz, M./Will, N./Teiwes, J./Kirchner, E. (2015): The CAPIO Active Upper Body Exoskeleton and its Application for Teleoperation. In: ESA: Proceedings of the 13th Symposium on Advanced Space Technologies in Robotics and Automation (ASTRA-2015). 11.–13.05.2015. Noordwijk: ESA.

Platz, T. (2011): Rehabilitative Therapie bei Armlähmungen nach einem Schlaganfall. S2-Leitlinie der Deutschen Gesellschaft für Neurorehabilitation. In: NeuroGeriatrie. 3(4):104–116.

SafetyEye (2014): SafetyEye from PILZ. (Online) http://brochures.pilz.nl/bro_pdf/SafetyEYE_2014.pdf (16.08.2016).

Turing, A. M. (1950): Computing machinery and intelligence. In: Mind. LIX (236): 433–460. (Online) https://doi.org/10.1093/mind/LIX.236.433.

Vaca Benitez, L./Will, N./Tabie, M./Schmidt, S./Kirchner, E./Albiez, J. (2013a): An EMG-based assistive orthosis for upper limb rehabilitation. International Conference on Biomedical Electronics and Devices (BIODEVICES-2013). Barcelona 11.2.–14.2.2013.

Vaca Benitez, L./Tabie, M./Will, N./Schmidt, S./Jordan, M./Kirchner, E. A. (2013b): Exoskeleton Technology in Rehabilitation: Towards an EMG-Based Orthosis System for Upper Limb Neuromotor Rehabilitation. In: Journal of Robotics. 2013: 610589. (Online) http://dx.doi.org/10.1155/2013/610589. (04.03.2019).

Vogel, C./Walter, C./Elkmann N. (2013): A projection-based sensor system for safe physical human-robot collaboration. In: IEE/RJS: International Conference on Intelligent Robots and Systems (IROS), 3.11.–7.11.2013. Tokyo: IEEES. S. 5359–5364.

Yüksel, M. (2017): Modular electric robotic cars developed for cities. Controleng.com 17.05.2017. (Online) https://www.controleng.com/articles/modular-electric-robotic-cars-developed-for-cities/ (04.03.2019).

Emilio Fioranelli

Künstliche Intelligenz, Robotik sowie autonome Systeme in der Pflege aus ethischer, gesundheitsökonomischer und rechtlicher Sicht

1. Einleitung
2. Methodik
3. Begriffsbestimmungen
4. Ethische Perspektive
5. Gesundheitsökonomische Perspektive
6. Rechtliche Perspektive
7. Fazit und Ausblick
8. Literatur

Stichwörter: Autonomes System, Ethik, Gesundheitsökonomie, Künstliche Intelligenz, Recht, Robotik.

Zusammenfassung: Der zukünftige Mangel an Pflegekräften und der steigende Anstieg an Pflegebedürftigen haben neue Innovationen im Technologiesektor als mögliche Lösungsansätze hervorgerufen. Eine dieser Technologien sind Pflegeroboter. Anhand von Experteneinschätzungen konnte verdeutlicht werden, dass durch die Einführung von Pflegerobotern tiefgreifende Veränderungen auf ethischen, gesundheitsökonomischen und rechtlichen Gebieten für die Pflege entstehen werden. Aus ethischer Sichtweise steht vor allem der moralische Aspekt eines Einsatzes von Robotern in der Pflege im Vordergrund. Die Gesundheitsökonomie muss sich vorrangig mit Kosten-Nutzen-Analysen und der Finanzierung von Pflegerobotern beschäftigen, während auf Basis der rechtlichen Untersuchung vor allem die Bereiche Haftungsrecht, Datenschutzrecht und Cybersicherheit eine wichtige Rolle einnehmen.

1 Einleitung

Die Pflege wird sich in Zukunft einigen Herausforderungen stellen müssen. Dies verdeutlichen folgende Daten: Die Zahl der Pflegebedürftigen in Deutschland stieg von 2 Mill. in 1999 (Statistisches Bundesamt 2010, S. 27) auf rd. 2,9 Mill. in 2015 (Statistisches Bundesamt 2017, S. 5) und soll nach Einschätzung des Bundesministeriums für Gesundheit bis 2030 auf rund 4,1 Mill. ansteigen (Bundesministerium für Gesundheit 2017). Hinzu kommt, dass physische und psychische Überlastung der Pflegekräfte, der Personalmangel und die damit verbundene Zeitknappheit bei der Versorgung der Leistungsempfänger in Zukunft höchstwahrscheinlich zunehmen wird (Borchart et al. 2011). Entsprechend werde sich der Bedarf an Pflegefachkräften bis zur Jahrhundertmitte auf bis zu 2,1 Mill. Beschäftigte mehr als verdoppeln, bei gleichzeitiger Abnahme der Zahl berufstätiger Personen (Schnabel 2007, S. 27f.). Bis 2025 wird zudem ein Engpass von 110.000 Pflegekräften prognostiziert (Bundesministerium für Gesundheit 2016). Diesen Problemen sollen nun Roboter-Assistenzsystemen bzw. Pflegeroboter entgegenwirken (Eck/Schilling 2013, S. 11). Jedoch entstehen aus den stetig steigenden technischen Entwicklungen im Gesundheitswesen rechtliche und auch ethische Regulierungsherausforderungen (Becker et al. 2013, S. 111). Zudem müssen aufgrund der begrenzten finanziellen Mittel im Gesundheitswesen auch gesundheitsökonomische Analysen für neue Technologien herangezogen werden (Eberl 2016, S. 234f.). Neue Themengebiete und Fragestellungen entstehen, mit denen sich die beteiligten Akteure auseinandersetzen werden müssen.

Im Rahmen der Masterarbeit[1] wurde primär die These untersucht, dass mit der Entwicklung von neuen Technologien der Künstlichen Intelligenz (KI), Robotik sowie autonomer Systeme in der Pflege Veränderungen in ethischen, gesundheitsökonomischen und rechtlichen Gebieten entstehen werden. Darüber hinaus wurden weiter Forschungsfragen je nach thematisierter Sichtweise untersucht. Zu diesen gehören, ob Pflegeroboter überhaupt in der zukünftigen Arbeit der Pflege integriert sein werden. Ob aus rechtlicher Sicht

---

[1] Der Beitrag basiert auf einer Masterthesis, die im Jahr 2017 im Studiengang M.Sc. Versorgungssteuerung im Gesundheitswesen an der Hochschule Ludwigshafen am Rhein erstellt wurde.

die gegenwärtigen rechtlichen Grundlagen an den neuen Robotereinsatz in der Pflege angepasst werden müssen. Ob aus ethischer Perspektive die Pflege neue ethische Bereiche und deren Aspekte berücksichtigen muss und ob für den Einsatz von Pflegerobotern verbindliche Ethikrichtlinien notwendig sind. Und ob zuletzt aus gesundheitsökonomischer Sichtweise der Einsatz von Pflegerobotern für Einrichtungen im Gesundheitswesen, pflegebedürftige Personen sowie für die Gesellschaft sinnvoll und auch ausreichend finanziert ist. Die Thesis hatte zum Ziel, diese Fragestellungen aufzugreifen und letztendlich auch aufzuzeigen, ob mit Hilfe von neuen Technologien, wie bspw. Pflegerobotern, den kommenden Herausforderungen in der Pflege begegnet werden kann und dadurch zum Wohle der Pflegebedürftigen eine qualitative hochwertige Gesundheitsversorgung in Zukunft garantiert wird.

2 Methodik

Die methodische Vorgehensweise der Thesis bezog sich zum einen auf eine umfassende und systematische Literaturrecherche zu den Themen: Ethik, Gesundheitsökonomie und Recht in Verbindung mit derzeitigen Entwicklungen der KI, Robotik und autonomer Systeme im Bereich der Pflege. Zum anderen wurde eine Expertenumfrage durchgeführt. In dieser wurde ein selbstkonstruierter Fragebogen (quantitative und qualitative Fragestellungen) an ausgewählte Experten versendet. Bei der Auswahl der Experten wurden zum einen Autoren der in der Thesis benutzten Fachliteratur berücksichtigt und zum anderen Experten aus Institutionen und Fakultäten der thematisierten Fachgebiete. Insgesamt begrenzte sich die Auswahl der Experten geografisch auf Deutschland (N = 17), Schweiz (N = 7) und Österreich (N = 4). Die quantitativen Fragestellungen enthalten Aussagen, die aus der oben genannten Literaturrecherche abgeleitet wurden und wesentliche Inhalte zu den jeweiligen fachspezifischen Gebieten (Ethik, Gesundheitsökonomie, Recht) abdecken. Diese Aussagen konnten mittels Likert-Skala („trifft völlig zu" bzw. „stimme völlig zu" bis hin zu „trifft gar nicht zu" bzw. „stimme gar nicht zu") von den Experten bewertet werden. Die Angaben und Textaussagen der qualitativen Fragestellungen wurden in Anlehnung an Vogt/Werner, Kuckartz et al. und

Mayring mittels systematischer Kategorisierung ausgewertet und analysiert (Vogt/Werner 2014, S. 48ff.; Kuckartz 2008, S. 37ff.; Mayring 2010, S. 69ff.). Hierbei wurden die Textaussagen paraphrasiert und den inhaltlich zusammenhängenden Ober- bzw. Unterkategorien zugeordnet.

3 Begriffsbestimmungen

Die Definitionen von Grundbegriffen wie KI, Roboter oder Autonomie bereiten Schwierigkeiten. Zum einen deshalb, weil es sich gerade bei der Robotik um einen Bereich der interdisziplinären Forschung handelt und zum anderen, weil die verwendeten Begriffe einem ständigen Wandel unterliegen. Von allen Seiten anerkannte Definitionen zu finden gestaltet sich schwer, ist beinahe sogar unmöglich (Günther 2016, S. 17; Müller 2014, S. 596).

Der Begriff *„Künstliche Intelligenz"* (KI) steht heute für eine eigene wissenschaftliche Disziplin besonders im Bereich der Informatik, die sich mit den menschlichen Wahrnehmungs- und Verstandesleistungen wie z.B. Denk-, Entscheidungs- und Problemlösungsverhalten beschäftigt, um diese durch computergestützte Verfahren operationalisieren bzw. ab- und nachbilden zu können (Görz/Schneeberger/Schmid 2014, S. 1). Im gleichen Zusammenhang mit diesem Begriff kann auch die Intelligenz von Maschinen oder Robotern selbst gemeint sein (Bendel 2016, S. 119f.). Auch im Gesundheitsbereich hat die KI Fortschritte erzielt und kann heute dort hilfreich eingesetzt werden (Ford 2016, S. 208). Da Menschen in der KI-Forschung versuchen, Menschenähnliches zu erschaffen, werden in der Philosophie und auch von KI-Forschern selbst immer wieder ethische und erkenntnistheoretische Fragen aufgeworfen (Görz/Schneeberger/Schmid 2014, S. 1). Auch die Fragen nach einem moralischen und rechtlichen Status von robotischen Akteuren mit KI werden in Zukunft mit Hinblick auf die aktuelle Entwicklung der KI immer wichtiger (Neuhäuser 2012, S. 23f.).

Die *„Robotik"* beschäftigt sich primär u.a. mit dem Entwurf, der Gestaltung, der Steuerung, der Produktion und dem Betrieb von Robotern (Bendel 2016, S. 191f.). Des Weiteren beschreibt Robotik den Versuch, auf der Grundlage von Erkenntnissen aus der Informationstechnik eine Interaktion mit der physischen Welt herzustellen. Die Umsetzung wird maßgeblich durch die Disziplinen Informatik, Elektrotechnik und Maschinenbau angestrebt (Spanger/Wegmann 2012, S. 107). Für das 21. Jahrhundert wird Robotik als eine Schlüsseltechnologie angesehen (Christaller et al. 2001, S. 216). Besonders die Servicerobotik wird als eines der in Zukunft wichtigsten Marktsegmente dieses Jahrhunderts eingeschätzt (Graf 2009, S. 1). Serviceroboter sind primär für Dienstleistung, Unterhaltung und Zuwendung zuständig. Zu Ihren Tätigkeiten zählen Hol- und Bringdienste von Geschirr und Besteck, Nahrungsmitteln sowie Medikamenten, das Überwachen der Umgebung ihrer Besitzer oder des Gesundheitszustandes von Patienten. Zu den Servicerobotern zählen Mäh-, Saug- und Putz-, aber auch Pflege- und Therapieroboter, die in Haushalten und Einrichtungen zum Einsatz kommen; meistens dabei teilautonom oder autonom (Bendel 2014, S. 28).

Unter dem Begriff „*Autonome Systeme*" ist gerade der Faktor „Autonomie" ein in der Literatur sehr variabel auftretender Begriff. Autonomie (altgriechisch: autonomía) bzw. autonom kann auch als selbständig bzw. als mit „sich selbst Gesetz gebend" übersetzt werden. Unterschieden werden „Autonome Systeme" nach ihrer Eigenständigkeit, also ihrem Grad der Autonomie. Jedoch ist diese Unterscheidung nicht näher definiert. So liegt es bei den Herstellern der Systeme, wie sie ihr Produkt präsentieren. Häufig tauchen hierbei Begriffe wie Teilautonomie oder volle Autonomie auf (Orth 2010, S. 3). Mit Teilautonomie werden meist ferngesteuerte Systeme bezeichnet. Bei voller Autonomie wird davon ausgegangen, dass das System zum großen Teil ohne Einfluss des Menschen funktioniert. Im Begriffspaar „Autonomes System" ist aber nicht nur der Autonomiebegriff wie oben beschrieben variabel. Auch die Frage ist zu klären, was das entsprechende System ist. Ein System wird im Allgemeinen als eine Gesamtheit von miteinander verbundenen Elementen bezeichnet und kann dadurch als eine Einheit oder strukturiertes Ganzes angesehen werden, welches aufgaben-, sinn- oder zweckgebunden ist. In verschiedenen Fachgebieten werden weitere spezifische Begriffsverwendungen diskutiert und genutzt (Hager/Strub 1998, S. 825ff.). Jedoch stellt sich auch die Frage nach den Grenzen eines Systems. Gerade in der Robotik reichen die Systemgrenzen über die physischen Grenzen hinaus (Hertzberg 2015, S.

68f.). Vor allem die Datenverarbeitung und die zunehmende Verbindung sowie Kommunikation mit anderen Systemen mittels Internet (z. B. via Cloud-Computing oder Cloud-Robotik) haben die Systemgrenzen von Robotern weiter anwachsen lassen (Gruber 2013, S.126).

Die in der Thesis fokussierten *Pflegeroboter* „unterstützen oder ersetzen menschliche Pflegekräfte. Sie bringen den Pflegebedürftigen benötigte Medikamente und Nahrungsmittel, lagern sie regelmäßig um oder helfen ihnen beim Hinlegen und beim Aufrichten. Sie unterhalten sie und bieten auditive und visuelle Schnittstellen zu menschlichen Pflegerinnen und Pflegern. Manche verfügen über sprachliche Möglichkeiten und sind in einem bestimmten Umfang lernfähig und intelligent" (Bendel 2016, S. 167). Daneben stellen auch Transportfähigkeiten von Patientenakten oder auch der Wäsche wesentliche Eigenschaften der Pflegeroboter dar (Münch 2017, S. 47). Nach dem Ergebnis der Expertenumfrage ist in Zukunft davon auszugehen, dass Pflegeroboter im Alltag der pflegerischen Arbeit integriert sein werden (siehe Abbildung 1).

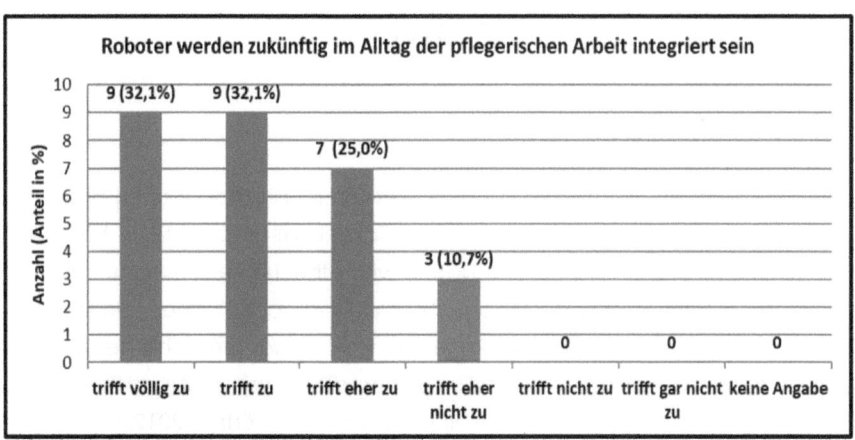

Abb. 1: *Roboter in der zukünftigen Pflege.*

Die Vorteile von Pflegerobotern liegen u.a. darin, dass sie durchgehend einsetzbar sind. Vor allem auch in Zwischenphasen, in denen keine Pflege notwendig ist. Zudem kann von einer gleichbleibenden Qualität der Dienstleistung ausgegangen werden. Als Nachteile und Herausforderungen werden vor allem die zunehmende Kostenintensität und Komplexität der Anforderungen genannt (Bendel 2015, S. 27). Pflegeroboter erfüllen alle zuvor aufgezeigten Eigenschaften der KI, Robotik sowie autonomer Systeme. Hierbei stellt die KI die Intelligente „Begabung" des Pflegeroboters dar, komplexe Aufgaben zu lösen. Pflegeroboter gehören zum Bereich der Robotik und können autonom und in Verbindung mit anderen „intelligenten" digitalen Geräten auch als System agieren. Es wird bereits eine gewisse Anzahl von Pflegerobotern in verschieden Projekten getestet und erforscht. Hier zu nennen sind im deutschsprachigen Raum das „WiMi-Care" Projekt der Universität Duisburg/Essen (2008-2011), das Projekt „SeRoDi" der Universität Stuttgart und anderen Projektpartnern (2014-2018) sowie das von der EU geförderte Forschungsprojekt STRANDS in Österreich. Zu solchen oder ähnlichen Projekten gehören unter anderem Pflegeroboter wie der Care-O-bot, Pepper, der intelligente Pflegewagen oder die Robbe „Paro". Exoskelette und Roboterarme erweitern die Artenvielfalt.

4 Ethische Perspektive

4.1 Grundlagen

Die Entwicklungen robotischer Systeme werden im philosophischen und ethischen Diskurs inzwischen immer stärker berücksichtigt (Beck 2012, S. 17). Auch der zukünftige Einsatz von Pflegerobotern wird ethische Bedenken und Fragestellungen aufwerfen (Bendel 2016, S. 167). Ethik ist nach Körtner „die selbstreflexive Theorie der Moral, d.h. die Reflexion, welche das menschliche Handeln und Verhalten anhand der Beurteilungsalternativen von Gut und Böse bzw. Gut und Schlecht auf seine Sittlichkeit hin überprüft" (Körtner 2012, S. 15). Hieraus abgeleitet wird mit fortschreitender Annäherung der Verhaltensweisen von Robotern an die des Menschen auch die Grundorientierung robotischen Handelns näher in das ethische Blickfeld rücken. Aus dem Ergebnis der Expertenumfrage ging hervor, dass vor allem für den Einsatz von Pflegerobotern, ethische Überlegungen und Diskussionen eine wichtige Rolle einnehmen werden. Fast alle Experten stimmten zu, dass bei einem zukünftigen Robotereinsatz in der Pflege verbindlich ethische Richtlinien diesen Einsatz situationsspezifisch beurteilen und bei Bedarf untersagen sollen (siehe Abbildung 2).

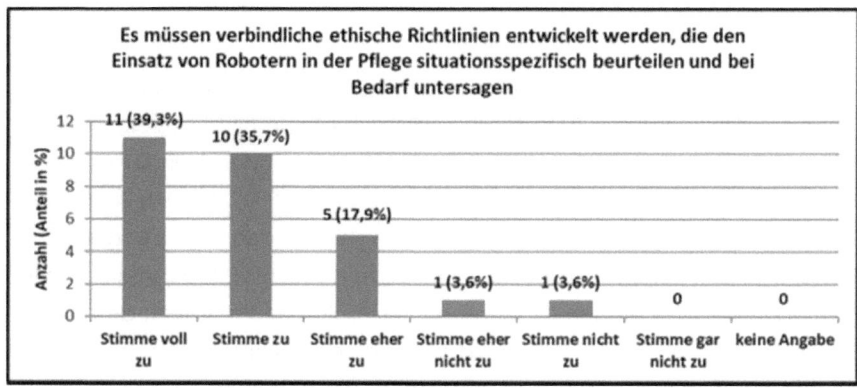

Abb. 2: Ethische Richtlinien bei einem Einsatz von Pflegerobotern.

Problematisch wird es nach Becker et al. gerade beim Thema Ethik in der Umsetzung von verbindlichen Richtlinien für Roboter. Ein allgemein anerkannter Ethik-Kodex scheint weder realistisch noch praktikabel zu sein. Zu unterschiedlich sind zudem die Geräte und spezifischen Situationen des Robotereinsatzes, um eine Konkretisierung vorzunehmen. Es wird deshalb nur schwer möglich sein, für zukünftige Innovationen (wie Pfleger oboter) Richtlinien zu entwickeln. Auch weil gerade der Technikbereich und dessen Schnelllebigkeit sowie Innovationskraft die Formulierung praktischer und aktueller Richtlinien und Gesetze erschweren (Becker et al. 2013, S. 184f.). Eine Person, die es doch schon in früherer Zeit wagte, allgemein verbindliche Verhaltensregeln für Roboter zu definieren, war der Science-Fiction Autor Issac Asimov. Er stellte in seiner Kurzgeschichte „Runaround" aus dem Jahre 1942 folgende „Drei Gesetze der Robotik" auf:

1. Ein Roboter darf kein menschliches Wesen (wissentlich) verletzen oder durch Untätigkeit gestatten, dass einem menschlichen Wesen (wissentlich) Schaden zugefügt wird.

2. Ein Roboter muss den ihm von einem Menschen gegebenen Befehlen gehorchen, es sei denn, ein solcher Befehl würde mit Regel eins kollidieren.

3. Ein Roboter muss seine Existenz beschützen, solange dieser Schutz nicht mir Regel eins oder zwei kollidiert.

Jedoch sind auch hier, aufgrund der sich rasant weiterentwickelnden technischen Möglichkeiten der Robotik, diese Regeln alleine nicht ausreichend, da sie den heutigen einem Roboter zu Verfügung stehenden Handlungsvarianten nicht mehr gewachsen sind (Spanger/Wegmann 2012, S. 109). Zwar könnte auch auf Ethikrichtlinien der Pflege verwiesen werden, wie z.b. dem ICN-Ethikkodex für Pflegende (Deutscher Berufsverband für Pflegeberufe – DBfK 2010). Dieser wurde jedoch für Menschen konzipiert und erscheint deshalb für Roboter nicht geeignet zu sein. Eventuell ließe sich diskutieren, ob Ansätze wie ein vertraulicher Umgang mit Informationen, die Einhaltung von qualitativen Pflegestandards oder der Sicherheit am Arbeitsplatz, sich auf Roboter als erste Schritte übertragen ließen.

Inhalte der Ethik, die für Pflegeroboter relevant werden, sind die Einordnung in einen moralischen Status, die Diskussion über moralische Entscheidungsansätze und die autonome Handlung.

4.2 Pflegeroboter und Moral

Ob Roboter einen moralischen Status besitzen, ist in der Literatur umstritten und wird vorrangig in der ethischen Diskussion abgelehnt (Birnbacher 2013, S. 313; Neuhäuser 2014, S. 279). Zudem können diese auch nicht als moralische Akteure im Vergleich zum Menschen angesehen werden. Denn (Pflege-)Roboter sind (noch) nicht in der Lage, Moralvorstellungen zu entwickeln und diese selbstreflektierend anwenden zu können. Allerdings ist die Arbeit in der Pflege ohne Zweifel grundlegend auch mit moralischen Aspekten verbunden. Es kann somit für die Zukunft ein Ziel sein, gerade Pflegeroboter als moralische Akteure zu bezeichnen, welche in gewisser Weise auch moralisch verantwortungsfähig sein werden und sich an moralischen Maßstäben orientieren. Hier haben sich Moralansätze entwickelt, um eine (moralische) Entscheidungs-

und Verhaltensbasis zu bestimmen. Zu ihnen zählen u.a. der Top-Down- und der Bottom-Up-Ansatz. Nach Top-Down-Ansätzen werden a priori festgelegte moralische Prinzipien als Regeln für die Auswahl von Aktionen verwendet (Sombetzki 2016, S. 369). Das Problem mit Top-Down-Ansätzen ist, dass diese nicht eine allgemein anerkannte Theorie der intelligenten Handlung und maschinellen Lernens für reale Aufgaben zur Verfügung stellen kann (Kochetkova 2015, S. 8). Bottom-Up Ansätze dagegen versuchen, Bildungsumgebungen auszuwählen, welche geeignetes ethisches Verhalten durch experimentelles Lernen beinhalten; also die generelle Möglichkeit moralischen Lernens in den Blick nehmen (Sombetzki 2016, S. 369). Das Problem mit einem Bottom-Up Ansatz: Es ist noch unklar, wie ethische Regeln und Maximen in das maschinelle Lernen passen (Kochetkova 2015, S. 9). Der Meinungsstand der Experten, ob Roboter nur vordefinierten Aufgaben folgen sollen (Top-Down-Ansatz) oder die Folgen ihrer Handlung abschätzen und Vor- und Nachteile ihrer Entscheidung abwiegen (Bottom-Up-Ansatz), zeigt eher ein geteiltes Bild auf (siehe Abbildung 3).

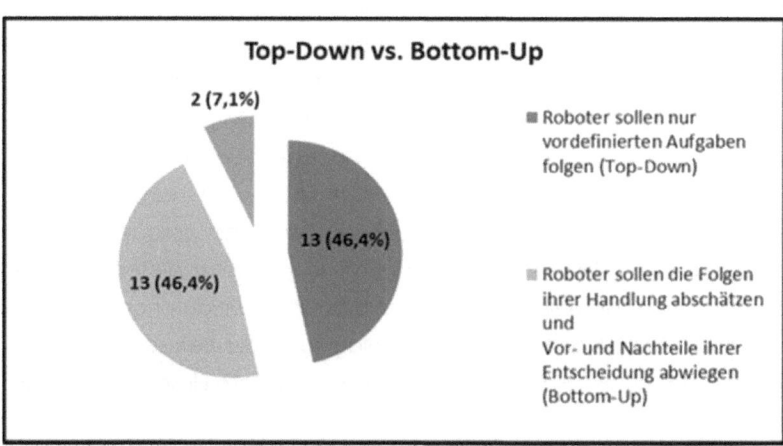

Abb. 3: Top-Down vs. Bottom-Up Ansatz bei Robotern.

Diese Feststellung, dass es anscheinend Uneinigkeiten gibt zwischen der Entscheidung von Top-Down oder Bottom-Up, spiegelt auch die derzeit ethischen Diskussionen wider. Da nämlich sowohl Top-Down als auch Bottom-Up

Ansätze Vor- und Nachteile besitzen, wird in der Literatur ein hybrider Ansatz vorgeschlagen, der beide Ansätze kombiniert (Kochetkova 2015, S. 10). Hierbei wird einerseits ein ethischer Rahmen grundlegender Werte vorgegeben, der allerdings anhand von Lernprozessen an die spezifischen Kontexte anzupassen ist. Die Auswahl der ethischen Regeln und Prinzipien sollte dann jedoch abhängig von dem Einsatzbereich des Roboters gemacht werden (Sombetzki 2016, S. 370).

4.3 Autonomes Handeln von Pflegerobotern

Vor allem die Autonomie von Robotern wird zunehmend in die ethische Diskussion mit einfließen müssen. Da die KI, Robotik und autonome Systeme stetig in ihrer Komplexität und Anwendbarkeit zunehmen, wird es immer schneller möglich sein, dass Roboter zumindest einige autonome Handlungen durchführen können. Diese Handlungen können jedoch wiederum dem Menschen einen Nutzen oder Schaden bringen. Die daraus resultierenden möglichen Konsequenzen von Roboterfehlern und die dementsprechende Notwendigkeit, ihre Handlungen zu regulieren, wird zukünftig eine dringende ethische Sorge sein (Kochetkova 2015, S. 5). Die Einschätzungen der Experten lassen jedoch keinen klaren Schluss zu, ob Roboter autonom in der pflegerischen Arbeit handeln dürfen. Ein leicht überwiegender Teil stimmte gegen einen autonomen Einsatz (60,8%). Insbesondere Experten aus dem Bereich der Ethik und Philosophie stimmten zum Großteil gegen eine autonome Handlungsweise von Robotern (66,7%). Hieraus lässt sich schlussfolgern, dass gerade die Ethikkommisionen und -komitees in der Pflege und Medizin sich dieser Thematik widmen müssen, um gemeinsame Lösungsvorschläge für autonome Pflegeroboter zu entwickeln. Nach Expertenvorschlag sollte die Betrachtungsweise des Roboters dabei situationsspezifisch je nach dessen Einsatzgebiet und Funktionsfähigkeit erfolgen.

Sollten Roboter zukünftig mit zunehmender Autonomie ausgestattet werden, gewinnt eine spezielle Gefährdung der Personen und Sachen an Bedeutung und entsprechende Sicherheitsvorkehrungen sollten getroffen werden (Günther 2016, S. 63). Hier bestünde eine Überlegung darin, den Pflegeroboter in einem gewissen Umfeld einzusetzen, jedoch unter der Bedingung, dass dieser unter der ständigen Aufsicht eines Gesundheitspersonals steht. Denn auch nach Joerden ist es bei einem Robotereinsatz speziell in der Pflege wichtig, diesen angemessen zu beobachten, um auch jederzeit eingreifen zu können, falls dieser vor unvorhergesehene Situationen gestellt wird oder sich nicht regelkonform verhält. Nicht zuletzt könnten nämlich dem Nutzer von Pflegerobotern durch das Verletzen seiner Aufsichtspflicht strafrechtliche Sanktionen drohen (Joerden 2013, S. 209). Aber auch zur dieser Thematik geben die Einschätzungen der Experten kein klares Bild darüber ab, ob der Einsatz von Robotern nur unter der ständigen Aufsicht eines Gesundheitspersonals erfolgen darf oder nicht. Ein leicht größerer Teil stimmte einer Aufsicht zu, somit ist zumindest eine generelle Aufsichtspflicht für den Betreiber von Pflegerobotern zu diskutieren.

4.4 Soziale Interaktion mit Pflegerobotern

Heute ist es unumstritten, dass technische Geräte eine gewisse Palette von Arbeitsschritten nicht nur schneller als der Mensch erledigen können, sondern auch qualitativ besser und auch günstiger. Jedoch stehen im Gesundheitsbereich häufig gerade eben keine repetitiven und automatisierbaren Arbeitsschritte im Zentrum der Arbeit. Vielmehr ist vor allem in der Pflege eine individualisierte und umfassende Betreuung der Patienten notwendig. Hierbei spielt die soziale Interaktion eine wesentliche Rolle (Becker et al. 2013, S. 181). Nach Aussagen einiger Experten muss die Frage aufgeworfen werden, welche Aufgaben von Robotern in der Pflege erfüllt werden sollen. Denn Probleme werden gerade bei sozialen Kontakten zwischen Mensch und Roboter entstehen. Die Ausführung von medizinischen Therapien oder ein sozialer Kontakt auf höchster Stufe, wenn es z.B. um Tätigkeiten wie Waschen, Putzen oder emotionalen Gesprächen geht, findet bei den derzeit bekannten Pflegerobotern nicht oder nur im geringen Maße statt. Jedoch werden nach Expertenaussagen technische Systeme bzw. Roboter dazu beitragen, die Patientenautonomie insbesondere bei schambesetzten Themen (z.B. Hygiene im Intimbereich) zu stärken und betroffene Personen psychisch zu entlasten. Insgesamt wurde eine gänzliche Übernahme von pflegerischen Aufgaben aufgrund der Komplexität der pflegerischen Arbeit von den Experten kritisch gesehen.

Die Auffassung, dass der Robotereinsatz in der Pflege nicht ganz ohne Risiken erfolgt, und deshalb auch der Schutz des Patienten zu wahren ist, wurde auch von einigen Experten vertreten. Sie fordern, dass die Patientenautonomie beachtet werden muss. Roboter dürfen Patienten nicht aufgezwungen werden. Besonders der Schutz von schwer erkrankten, nicht einwilligungsfähigen Patienten sei zu berücksichtigen. Eine Möglichkeit für diese Umsetzung wäre den Patienten umfassend über den Einsatz von Pflegerobotern aufzuklären und die Entscheidung für oder gegen einen Einsatz der Robotertechnologie von der Einwilligung des Patienten abhängig zu machen. Zudem sollte hierbei auch garantiert werden, dass explizit über den eingesetzten Zweck des Roboters informiert wird. Auch der überwiegende Teil der Experten stimmt der Ansicht zu, dass Roboter in der Pflege erst nach ausdrücklicher Einwilligung der pflegebedürftigen Person und nur für vorbestimmte Zwecke eingesetzt werden darf (siehe Abbildung 4).

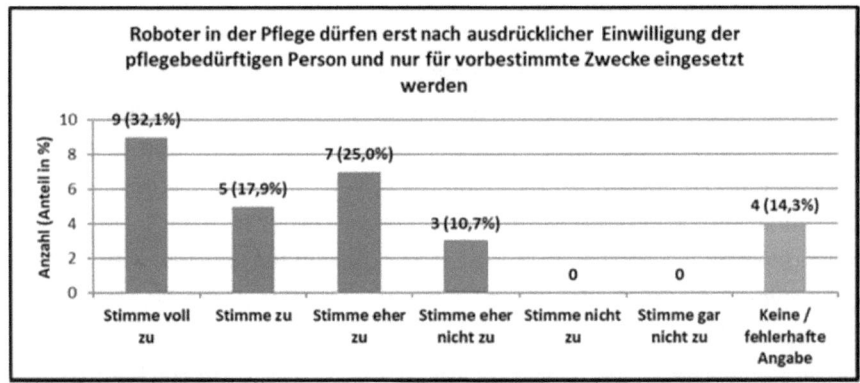

Abb. 4: Robotereinsatz nach Einwilligung.

Zur Umsetzung dieser Maßnahmen wäre eine Patientenverfügung hilfreich. Hierzu könnte beispielhaft die nach Bendel konstruierte „Ergänzende Patientenverfügung zum Einsatz von Robotern" dienen (Bendel 2017). In dieser sind spezifische Erklärungen für den Einsatz des Roboters gegeben und Patienten können bestimmte Aspekte ankreuzen, welche den Einsatz des Roboters in Ausnahmefällen zulässig machen.

5 Gesundheitsökonomische Perspektive

5.1 Grundlagen

Eines der wesentlichen Ziele der Gesundheitsökonomie ist es, anhand der Analyse von Kosten und Nutzen geeignete Hilfestellungen zu leisten, die für den effizienten Einsatz der verfügbaren Ressourcen im Gesundheitswesen notwendig sind (Fleßa 2013, S. 172f.). Im Gesundheitsbereich werden Wirtschaftlichkeits- respektive Kosten-Nutzen-Nachweise für Technologien und Leistungen, besonders aufgrund des politischen Drucks, immer wichtiger. Vor allem wird hierbei der Nachweis der Effizienz und Effektivität, insbesondere neuer Technologien, stärker gefordert (Becker et al. 2013, S. 106). Jedoch muss dieser Umstand nicht unbedingt als negativ betrachtet werden. Denn die notwendig werdende Transparenz über Kosten und Nutzen eines Verfahrens und neuer Technologien bietet Patienten, Versicherten, Leistungsanbietern und -trägern die Möglichkeit, ein Optimum aus dem verfügbaren Budget zu ziehen. Gesundheitsökonomische Evaluierungsverfahren können als analytisches Hilfsmittel und als Informationsgrundlage bei Entscheidungsprozessen dienen. Ziel hierbei ist eine optimale Therapie bei akzeptablen Kosten oder eine optimale Kosten-Nutzen-Relation bei akzeptabler Therapie herauszufiltern (Christaller et al. 2001, S. 180). Grundtypen ökonomischer Evaluationsverfahren sind die Kosten-Minimierungs-Analyse bzw. Kostenvergleichsanalyse, die Kosten-Wirksamkeitsanalyse, die Kosten-Nutzwert-Analyse und die Kosten-Nutzen-Analyse (Fleßa 2013, S. 183; Christaller et al. 2001, S. 180f.; Schröder/Gersch 2009, S. 6ff.). Bei der Bewertung von Robotern steht aus gesundheitsökonomischer Sichtweise die Kosten-Nutzwert- bzw. Kosten-Nutzen-Analyse im Vordergrund. Hierbei geht es jeweils primär um die Fragestellung, ob durch den Einsatz von Pflegerobotern Geld gespart werden kann, wenn der Pflegeroboter den gleichen Nutzen zu einem niedrigeren Preis erbringt, oder ob mit einem Pflegeroboter ein höherer Nutzen erzielt werden kann, bei gleichem Einsatz der finanziellen Ressourcen (Christaller et al. 2001, S. 173). Bisher spielen jedoch Analysen zu Kosten und Nutzen von Pflegerobotern noch eher eine untergeordnete Rolle. Nach bisherigen Untersuchungen wird davon ausgegangen, dass Roboter einen Nutzen in Bezug auf die personelle

Entlastung generieren können. Allerdings bestünde auch die Gefahr der Kostensteigerungen, zumindest kurzfristig (Becker et al. 2013, S. 181). Das Ergebnis der Expertenumfrage zeigt ein anfänglich positives ökonomisches Bild von Robotern in der Pflege auf. Die allgemeine Fragestellung, ob Krankenhäuser und Pflegeeinrichtungen zukünftig von Pflegerobotern wirtschaftlich profitieren werden, wurde von einem Großteil der Experten mit zutreffend beantwortet (siehe Abbildung 5).

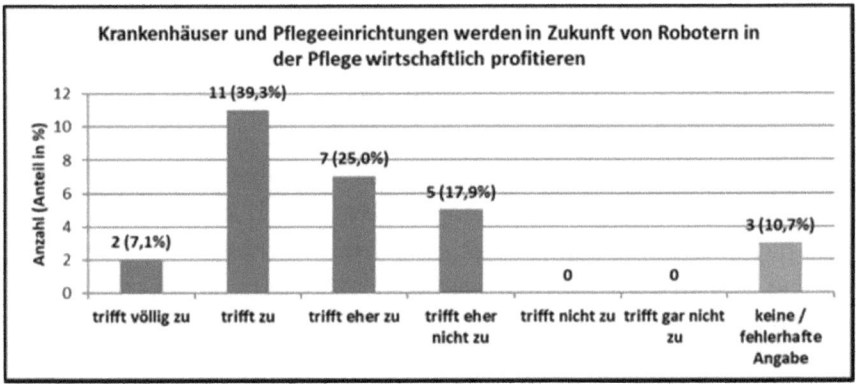

Abb. 5: Wirtschaftlicher Profit durch Pflegeroboter.

Gerade für Betreiber von Gesundheitseinrichtungen könnten somit Roboter eine profitable Investition darstellen.

5.2 Kosten

Für Pflegeroboter werden hohe Kosten für Anfangsinvestitionen entstehen. Jedoch sind die laufenden Kosten, zumindest im Vergleich zum Menschen, als niedrig einzustufen, da hier vorzugsweise nur Energie- und Wartungskosten anfallen werden. Pflegeroboter beziehen zudem kein Gehalt und verbrauchen auch keine Personalzusatzkosten (Urlaub, Krankheit, Sozialabgaben). Dafür können Kosten für die Fort- und Weiterbildung von Mitarbeitern anfallen (z.B. aufgrund Bedienung) oder für Versicherungen (Schadensabdeckung).

Künstliche Intelligenz, Robotik sowie autonome Systeme in der Pflege 145

Ein weiterer Blick sollte sich auch auf die Versorgungskosten im Gesundheitswesen richten. Nach Einschätzungen der Experten werden die Versorgungskosten durch Roboter im Pflegebereich langfristig nicht steigen. Kostenseitig lässt sich festhalten, dass, abgesehen von den anfänglichen Investitionskosten, Pflegeroboter zumindest langfristig ein aus ökonomischer Sicht positiv zu bewertendes Bild aufweisen.

5.3 Nutzen

Richtet man den nutzenseitigen Blick auf die pflegebedürftige Person, so werden Roboter eher einen indirekten Einfluss auf dessen Gesundheitsprozess ausüben, indem sie nämlich das Pflegepersonal entlasten und dieses sich dadurch wiederum mehr dem einzelnen Pflegebedürftigen zuwenden kann. Größte Effekte sind hierbei an der Schnittstelle Pflege/Hauswirtschaft, verkürzten Wegzeiten und der Übernahme von körperlich belastbaren Tätigkeiten zu erwarten. Auch das Ergebnis der Expertenumfrage geht von einer entlastenden Wirkung durch Pflegeroboter aus (siehe Abbildung 6).

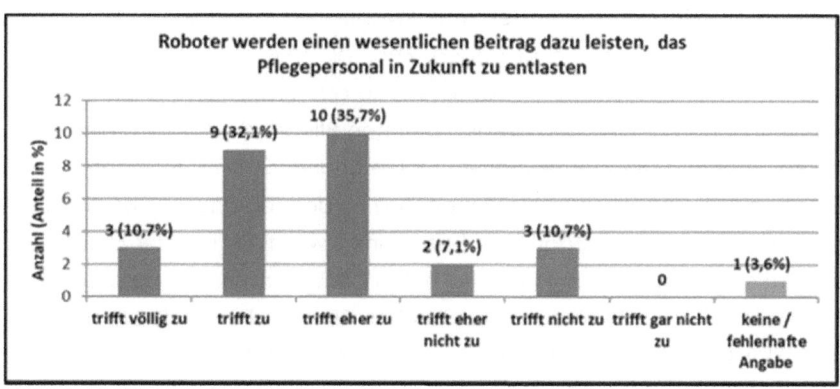

Abb. 6: *Pflegeroboter und Entlastung des Pflegepersonals.*

Aber auch die Stärkung der Patientenautonomie bei schambesetzten Themen wurde von Experten als nützlich für die betroffenen Personen angesehen.

Abschließend lässt sich hier festhalten, dass Pflegeroboter nach den oben aufgeführten Annahmen und Ergebnissen einen zusätzlichen Nutzen bei der Gesundheitsversorgung der Pflege generieren können und auch die Kosten der Gesundheitsversorgung, zumindest auf längere Sicht, nicht wesentlich steigen werden. Quantifizierbare Indikatoren zum Nutzen, wie z.B. die Verringerung der AU-Tage vom Pflegepersonal, lassen sich bislang noch nicht nachweisen. Es sind daher weitere Forschungen und Analysen notwendig, um einen aussagekräftigen Nutzen von Pflegerobotern festzustellen. Dies wird wiederum auch von der zukünftigen Finanzierung von Pflegerobotern abhängig sein.

5.4 Finanzierung

Gerade die Frage der Finanzierung von Robotern im Gesundheitswesen scheint noch weitgehend ungeklärt zu bleiben (Becker et al. 2013, S. 6f.). Bislang existiert hierfür keine gesetzliche Grundlage. Die Entgeltordnung für Krankenhäuser sieht demnach auch keine Pauschale vor, Pflegeroboter und die damit verbundenen Leistungen zu vergüten. Diese Aufwendungen müssen die Einrichtungen aus Zuschüssen von Investitionen oder auch den erwirtschafteten Überschüssen selbst tragen. Ebenfalls müssen auch Pflegeheime die Roboter aus Einsparungen finanzieren, da auch hier die Finanzierung solcher Leistungen aus den neu ausgearbeiteten Pflegegraden noch nicht miteingerechnet sind (Bundesministerium für Gesundheit 2017, S. 6ff.). Somit werden geeignete Investitionsmaßnahmen und Förderprogramme, vor allem im Gesundheitswesen, von staatlicher Seite immer wichtiger bei der Einführung von Pflegerobotern. Hier sind bislang neben kleineren Bundes- und Landesprogrammen, vor allem auf europäischer Ebene die Förderprogramme „SPARC" (rd. 700 Mill. € Fördervolumen) und „Horizont 2020" (rd. 70 Mrd. Fördervolumen) zu nennen, bei denen jedoch die gesamte Bandbreite an neuen Technologien gefördert wird.

Ein überwiegender Teil der Experten fordert, dass der Staat mehr finanzielle Fördermittel den Krankenhäusern und Pflegeeinrichtungen für die Forschung und den Einsatz von Robotern in der Pflege zur Verfügung stellen sollte (siehe

Künstliche Intelligenz, Robotik sowie autonome Systeme in der Pflege

Abbildung 7). Besonders von den Experten aus der Schweiz wurde diese Aussage als zutreffende bewertet (71,4%).

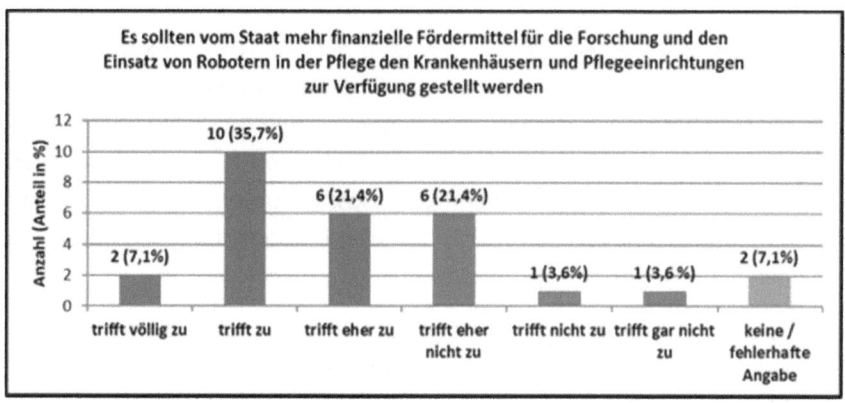

Abb. 7: Erhöhte finanzielle Unterstützung vom Staat für Pflegeroboter.

Es bleibt festzuhalten, dass gerade für Pflegeroboter die Situation der Finanzierung derzeit eher als unzureichend bezeichnet werden kann. Zwar stellen Roboter in der Pflege ein noch relativ junges Gebiet dar, jedoch scheint zumindest aus staatlicher Sicht der notwendige Aktionismus zu fehlen. Eine flexible Entgeltordnung (z.B. spezielle Fallpauschalen) und eine Stärkung der finanziellen Fördermittel wären ein hilfreicher Schritt, um die Forschung und den Einsatz von Pflegerobotern im Gesundheitswesen verstärkt voranzutreiben. Als positives Beispiel zur finanziellen Förderung von Pflegerobotern kann Japan gelten, das bereits erfolgreich neue Technologie gerade in der (Alten-)Pflege unterstützt und eingeführt hat (Ross 2016, S. 28).

6 Rechtliche Perspektive

6.1 Grundlagen

Immer wenn neue Technologien entwickelt werden, führt dies dazu, dass die aktuellen Regelungssysteme neu überdacht werden müssen (Haustein 2013,

S. 93). Da Roboter Schäden an Personen und Sachen verursachen können, werden neue Rechtsfragen zu klären sein. Es kristallisiert sich sogar ein neues Gebiet heraus, das des Roboterrechts. Dies scheint angesichts der rasanten Entwicklung in der Robotik auch dringend geboten zu sein. Denn die aktuelle Gesetzeslage weist keine konkreten Hinweise auf, wie Fälle mit Robotern gelöst werden sollen (Hanisch 2013, S. 120; Spanger/Wegmann 2012, S. 109). Auch die Einschätzungen der Experten geben ein deutliches Bild über die aktuelle rechtliche Lage bzgl. der Roboteranwendungen in der Pflege wieder. Fast alle Experten halten es für zutreffend, dass in Zukunft rechtliche Anpassungen für den Einsatz von Robotern in der Pflege benötigt werden (einzig 7 % enthielten sich einer Angabe).

Allein auf die Robotergesetze von Asimov zu verweisen, reicht nicht aus. Denn sobald ein Roboter zwei gleich starken rechtlichen Handlungsimperativen unterliegt (z. B. rette Mensch A und Mensch B, aber nur einer kann gerettet werden) halten diese keine Lösung mehr parat (Hilgendorf 2015, S. 32). Für Pflegeroboter nehmen vor allem die rechtlichen Gebiete des Haftungsrechtes, des Datenschutzes und der Cybersicherheit eine wesentliche Rolle ein. Auch auf EU-Ebene wird über die Regulierung von Robotern bereits debatiert (Europäisches Parlament 2017).

6.2 Haftungsrecht

Die Interaktion mit Robotern ist nicht vollständig ohne Gefahr und kann zu Schäden (gerade am Patienten) führen. Für solche Schäden kann jedoch der Roboter nach derzeitigem Kenntnisstand nicht haften, er ist nur eine Sache ohne eigenes Vermögen und ohne Haftungsmasse. Wem sollen nun die Schäden zugerechnet werden, wenn der Roboter autonom gehandelt hat und eine menschliche Handlung zunächst nicht erkennbar ist? Die gesetzliche Lage ist hierbei unklar. Da sich auch im BGB keine explizite Regelung befindet, ließe sich somit eine Regelungslücke unterstellen (Hanisch 2013, S. 59f.). Auch hier zeigt das Ergebnis der Expertenumfrage ein klares Bild auf. Fast vollständig ist man der Auffassung, dass Anpassungen im Haftungsrecht für den Einsatz von Robotern in der Pflege notwendig sind (siehe Abbildung 8).

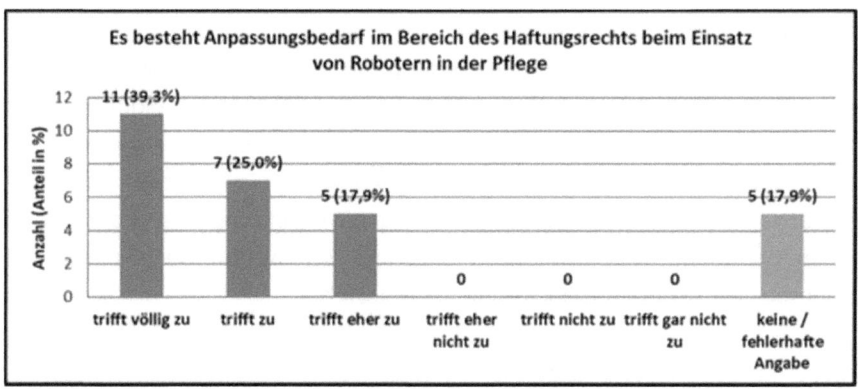

Abb. 8: Anpassungsbedarf im Haftungsrecht.

Besondere Bedeutung kommt nach Aussagen der Experten im Haftungsrecht der Haftungszuweisung primär zwischen Betreiber und Hersteller zu, wenn ein Pflegeroboter einen Schaden am Menschen verursacht. Aber auch weitere Akteure wie Wartungsfirmen oder der Roboter selbst werden als Haftungsverantwortliche miteinbezogen. Bislang kommt gerade dem Betreiber eines Pflegeroboters eine besondere Rolle zu, da dieser den größten Nutzen aus dem Einsatz des Roboters zieht und für den Geschädigten am ehesten zu erreichen ist. Aber auch der Hersteller bleibt nicht unberücksichtigt. Denn dieser muss eine möglichst fehlerfreie Konstruktion des Roboters (= Produkt) gewährleisten. Weiter müssen auch Instruktions- sowie Beobachtungspflichten ihre Anwendung finden. Der Roboter kann nach aktuellem Stand noch nicht für seinen selbst verursachten Schaden haften. Ihm fehlen die Eigenschaften einer rechtsfähigen Person wie sie bei einem Menschen vorhanden sind. Dementsprechend ist auch aus strafrechtlicher Sicht ein Verschulden des Roboters nicht gegeben. Generell bleibt jedoch festzuhalten, dass speziell für Roboter in Haftungsfällen noch keine klare Rechtsprechung existiert. Dies führte dazu, dass in den derzeitigen Rechtswissenschaften neue Haftungskonzepte diskutiert werden, die mehr Klarheit in die zukünftigen Haftungsfragen von Robotern bringen sollen. Zu nennen sind hierbei die Konzepte der Gefährdungshaftung, der Pflichtversicherung sowie der „elektronischen Person". Die Gefährdungshaftung (Betreiber haftet für Gefährdung) lässt sich dabei am ehesten in die Tat umsetzen, wobei die Meinungen zur Pflichtversicherung

(Roboter = Kraftfahrzeug) in der Literatur eher verhalten ausfallen (Hanisch 2014, S. 57f.). Die elektronische Person (Roboter wird der Status einer „Person" verliehen und er gilt somit als rechtlich relevante Entität mit eigenem Vermögen) scheint am geeignetsten zu sein. Jedoch muss hierbei die weitere Entwicklung von KI und Robotik sowie die gesellschaftliche Akzeptanz abgewartet werden. Denn wenn sich die Roboter in Zukunft zunehmend dem Menschen annähern, wird womöglich auch die Bereitschaft der Gesellschaft wachsen, dem Roboter mehr Rechte einzugestehen.

6.3 Datenschutzrecht

Vor allem neue autonome Technologien wie z.B. Pflegeroboter sind zwangsläufig mit der Erfassung von Daten verbunden. Durch technische Veränderungen kommt es zu einer quantitativen Zunahme der Datenmenge. Hinzu kommt im Pflegebereich mit Hinblick auf die besondere Vertraulichkeit von Patientendaten ein qualitativer Aspekt. Gesundheitsdaten zählen mit zu den sensibelsten Informationen eines Menschen (Münch 2017, S. 67). Es wird somit deutlich, dass gerade auch für Roboter in der Pflege ein Umgang mit dem datenschutzrechtlichen Aspekt unumgänglich ist. Denn wenn Gesundheitsdaten erfasst werden, stellt dies auch einen Eingriff in die Intimsphäre eines Patienten dar. Allerdings besteht nach überwiegender Meinung der Experten auch im Datenschutzrecht ein Anpassungsbedarf für den Einsatz von Robotern in der Pflege (siehe Abbildung 9).

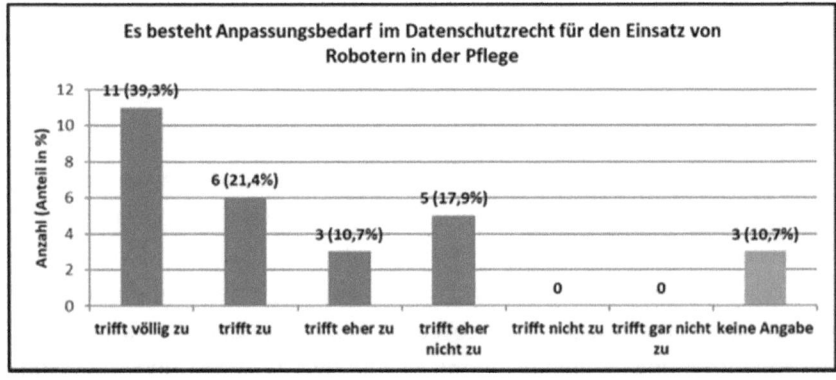

Abb. 9: Anpassungsbedarf im Datenschutzrecht.

Es existieren im deutschen Gesetz bereits rechtliche Grundlagen, die vor allem die Erhebung, Verarbeitung und Nutzung von personenbezogenen Daten schützen und diese von einer Einwilligung des Betroffenen abhängig machen (§ 4 Abs. 1 BDSG). Interessanter gestaltet sich jedoch die Rechtslage, wenn vom Pflegeroboter Daten Dritter Personen gesammelt werden und eine Einwilligung der beteiligten Personen nur schwer zu erreichen ist. Hier müssten vom Gesetzgeber noch konkretere Schutzmaßnahmen getroffen werden. In der Literatur, als auch von den Experten, wurde vor allem das Thema Datensicherheit erwähnt. Schutzmaßnahmen wie z.B. nach dem Konzept des „Privacy by Design"[2] und Maßnahmen zur Datenverschlüsselung und -sicherheit können die betroffenen Einrichtungen vor Strafen schützen. Zusammenfassend ist aus datenschutzrechtlicher Sicht der Einsatz von Pflegerobotern möglich und zulässig, jedoch müssen Datensicherheitsmaßnahmen eine hohe Beachtung finden und von den Einrichtungen umgesetzt werden. Der Gesetzgeber wird sich hier weiter konkretisieren müssen, um den Einsatz von Robotern in der Pflege datenschutzrechtlich weitestgehend abgesichert zu wissen.

6.4 Cybersicherheit

Es wurde deutlich, dass Pflegeroboter mit hochsensiblen Daten in Kontakt kommen und somit ein ausreichender Datenschutz sowie die Datensicherheit gewährleistet sein muss. Dies weiterhin zu garantieren, bereitet jedoch angesichts der zunehmenden Vernetzung von Robotern und Maschinen immer größere Schwierigkeiten. Bereits durch die Nutzung des Internets tauchen Probleme auf. So kann bspw. die Verbindung instabil sein, gehackt werden, oder die Informationen, auf die zugegriffen wird, können falsch bzw. sogar willentlich verfälscht sein (Gruber 2014, S. 195). Deshalb stellen gerade Cyberattacken eine erhebliche Gefahr für Pflegeroboter dar und somit auch für die betreibenden Einrichtungen und den betroffenen Menschen. Einige Szenarien könnten z.B. sein, dass mit Hilfe von Pflegerobotern, die mit dem Netzwerk verbunden sind, Gesundheitsdaten entwendet oder veröffentlicht werden, das komplette Netzwerk eines Krankenhauses lahmgelegt wird oder Pflegero-

---

[2] Datenschutzprobleme werden schon bei der Entwicklung eines Roboters festgestellt.

boter unter die Kontrolle von Hackern gelangen. Die Auswirkungen wären gravierend und würden einen Einsatz von Pflegerobotern immer mehr in Frage stellen. Einige Experten weisen auf den Umstand hin, dass Krankenhäuser immer noch eine große Verwundbarkeit bzgl. Cyberattacken vorweisen und schlecht geschützt sind. Als Beispiel wurde hierbei die Ransomware[3] „WannaCry" genannt. Das Thema der Cybersicherheit rückt somit immer näher in den Mittelpunkt. Cybersicherheit befasst sich mit *„allen Aspekten der Sicherheit in der Informations- und Kommunikationstechnik. Das Aktionsfeld der klassischen IT-Sicherheit wird dabei auf den gesamten Cyber-Raum ausgeweitet. Dieser umfasst sämtliche mit dem Internet und vergleichbaren Netzen verbundene Informationstechnik und schließt darauf basierende Kommunikation, Anwendungen, Prozesse und verarbeitete Informationen mit ein"* (Bundesamt für Sicherheit in der Informationstechnik o.J.). Auch das Ergebnis der Expertenumfrage zeigt hierbei ein klares Bild zur Thematik auf. So stimmten fast alle Experten überein, dass Krankenhäuser und Pflegeeinrichtungen sich verstärkt mit dem Thema der Cybersicherheit auseinandersetzen sollten (siehe Abbildung 10).

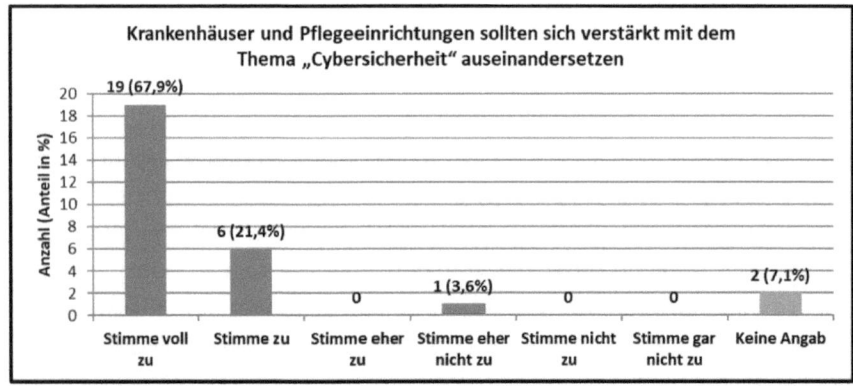

Abb. 10: Auseinandersetzung der Einrichtungen mit „Cybersicherheit".

Als mögliche Maßnahmen für einen besseren Schutz der Einrichtungen gegen Cyberangriffe wurde von den Experten vor allem die Einbeziehung von Fach-

---

[3] Ransomware = Krypto-/Erpressungstrojaner.

expertise, die Schulung von Mitarbeitern sowie physische Schutzmaßnahmen genannt. Sollten Gesundheitseinrichtungen beginnen, verstärkt auf neue Technologien wie Pflegeroboter zu setzen, kann weiter diskutiert werden, ob nicht verstärkt verbindliche Regulierungen geschaffen werden, die für eine strikte Umsetzung und Einhaltung der Schutzmaßnahmen sorgen.

7 Fazit und Ausblick

Durch neue technologische Entwicklungen der KI, Robotik und autonomer Systeme in der Pflege, wie Pflegerobotern, werden mit Gewissheit neue Veränderungen auf den Gebieten der Ethik, der Gesundheitsökonomie und des Rechtes auftauchen. Die Ethik und entsprechende Kommissionen werden neue Wege finden müssen, Roboter in der Pflege zu bewerten und moralisch vertretbar zu gestalten. Die Gesundheitsökonomie wird sich vermehrt mit der Evaluierung von Pflegeroboter beschäftigen müssen, aber auch in der Pflicht stehen, neue Finanzierungskonzepte zu entwickeln. Rechtlich müssen die bestehenden Regulierungen an den Robotereinsatz in der Pflege zumindest angepasst, wenn nicht sogar neu ausgestaltet werden. Es liegt nun an den beteiligten Akteuren selbst, die Themengebiete in den zukünftigen Diskurs der Pflege miteinzubeziehen und somit Pflegerobotern den Weg zu einem umfassenden Einsatz angemessen vorzubereiten.

Roboter werden das Bild der Pflege in Zukunft wesentlich verändern. Da sich die meisten Pflegeroboter erst noch in der Testphase befinden, ist kurzfristig noch nicht von einer flächendeckenden Einführung auszugehen. Erst wenn gesundheitsökonomische Analysen vermehrt in die Projekte zu Robotern in der Pflege einfließen und positive Ergebnisse nachweisen, wird die Unterstützung und Bereitschaft der beteiligten „Player" im Gesundheitswesen und auch der Gesellschaft für Pflegeroboter wachsen. Generell kann damit gerechnet werden, dass Pflegeroboter schon in den nächsten 10 Jahren vermehrt Einzug im Gesundheitswesen halten werden, da hier bereits die ersten Auswirkungen des demografischen Wandels und der Mangel an Fachkräften aller Voraussicht nach spürbar auf die Pflege einwirken. Um auch die entsprechende Finanzierung in Zukunft zu gewährleisten, kann Japan als Beispiel dienen, da es bereits mit einer immer älter werdenden Bevölkerung zu tun hat und erfolgreich neue Technologie wie Roboter in die Gesellschaft integriert.

Besonders interessant werden die ethischen Diskussionen dann, wenn die Entwicklung der KI weiter voranschreitet und auch das äußere Erscheinungsbild der Roboter zunehmend humanoider wird. Können diese dann noch als moderne Sklaven und bloße Sachen betrachtet werden? Oder wird man diesen menschenähnliche Rechte zugestehen? Was bis vor kurzem noch nach Science-Fiction klang, wird nun ernsthaft in den beteiligten Wissenschaften diskutiert. Die „elektronische Person" scheint ein geeigneter Ansatz zu sein, Roboter dem Menschen anzunähern, ihn aber dennoch als vom Menschen getrennt zu wissen; aber auch um den rechtlichen Haftungsfragen besser begegnen zu können. Da Pflegeroboter ständig Daten erfassen, bleibt abzuwarten, wie weit der Gesetzgeber die datenschutzrechtlichen Bestimmungen ausbaut. Mit Hinblick auf die Einwilligung, besonders der von Dritten Personen, werden neue Herausforderungen entstehen, denen mit neuen Einwilligungskonzepten begegnet werden muss. Hier könnte eventuell eine generelle Einwilligung für spezifische Gebiete bzw. abgegrenzte Umgebungen herhalten. Auf diese kann dann hingewiesen werden, dass in diesem Bereich personenbezogene Daten von Robotern erhoben, genutzt und verarbeitet werden. Auch die Gefahr von Cyberangriffen wird allem Anschein nach weiter zunehmen. Gerade hier wird der Gesetzgeber gefordert sein, ausreichende Sicherheitsmaßen zum Schutze der Beteiligten zu reglementieren. Jedoch darf der Schutz nicht in totaler Überwachung enden und somit die Freiheit der Bürger gefährden. Deshalb sollte ein ständiger Austausch mit Menschenrechts- sowie Datenschutzverbänden vorangetrieben werden. Neue Technologien wie Pflegeroboter bergen eine große Chance, den Herausforderungen der Pflege zu begegnen, sie zu lösen und auch die Qualität zu erhöhen. Jedoch sollten auch die einhergehenden Risiken miteinkalkuliert werden. Die Kontrolle des Menschen über die neue Technik ist somit auch in Zukunft weiterhin oberstes Gebot. Pflegeroboter dürfen nicht nur zum Wohle der Betreiber, des Herstellers oder des technischen Fortschritts dienen. Gerade der pflegebedürftige Mensch muss weiterhin im Mittelpunkt der Pflege stehen. Neue Technologien müssen sich am Menschen orientieren und nicht umgekehrt.

8 Literatur

Beck, S. (2012): Roboter und Cyborgs – erobern sie unsere Welt? In: Beck, S. (Hrsg.): Jenseits von Mensch und Maschine. Ethische und rechtliche Fragen zum Umgang mit Robotern, Künstlicher Intelligenz und Cyborgs. Baden-Baden. S. 9–22.

Becker, H./Scheermesser, M./Früh, M./Treusch, Y./Auerbach,H./Hüppi, R.A./Meter, F. (2013): Robotik in Betreuung und Gesundheitsversorgung. Zürich.

Bendel, O. (2014): Die Roboter sind unter uns. In: Netzwoche. Nr. 22: 28.

Bendel, O. (2015): Surgical, Therapeutic, Nursing and Sex Robots in Machine and Information Ethics. In: van Rysewyk, S. P./Pontier, M. (Hrsg.), Machine Medical Ethics. Berlin: Springer Verlag. S. 17–32.

Bendel, O. (2016): 300 Keywords Informationsethik. Grundwissen aus Computer-, Netz- und Neue-Medien-Ethik sowie Maschinenethik. Wiesbaden.

Bendel, O. (2017): Ergänzende Patientenverfügung zum Einsatz von Robotern. (Online) http://www.informationsethik.net/wp-content/uploads/2017/03/PV_Robots_V_1_0.pdf (14. 08. 2017).

Birnbacher, D. (2013): Ethik und Robotik – Wie weit trägt die Analogie der Tierethik? In: Hilgendorf, E./Günther, J.-P. (Hrsg.): Robotik und Gesetzgebung. Beiträge der Tagung vom 7. bis 9. Mai 2012 in Bielefeld. Baden-Baden. S. 303–320.

Borchart, D./Galatsch, M./Dichter, M./Schmidt, S.G./Hasselhorn, H.M. (2011): Gründe von Pflegenden ihre Einrichtung zu verlassen – Ergebnisse der Europäischen NEXT-Studie. (Online) http://www.next.uni-wuppertal. de/download.php?f= d15ebb922cbacf5ba23abd9778dc0a60& target =0 (15. 08. 2017).

Bundesamt für Sicherheit in der Informationstechnik (o. J.): Cyber-Sicherheit. (Online) https://www.bsi.bund.de/DE/Themen/Cyber-Sicherheit/cyber-sicherheit_node.html (18. 08. 2017).

Bundesministerium für Gesundheit (2016): Pflegefachkräftemangel. (Online) https://www.bundesgesundheitsministerium.de/index.php?id=646 (16.06. 2017).

Bundesministerium für Gesundheit (2017): Die Pflegestärkungsgesetze. Alle Leistungen zum Nachschlagen. (Online) http://www.pflegestaerkungsgesetz.de/fileadmin/user_upload/Unterseite_Informationsmaterial/Downloads/BMG_Leistungen_Broschuere_Aktualisiert_April 2017.pdf (17. 08. 2017).

Christaller, T. et al. (2001): Robotik. Perspektiven für menschliches Handeln in der zukünftigen Gesellschaft. Berlin, Heidelberg.

Deutscher Berufsverband für Pflegeberufe (2010): ICN-Ethikkodex für Pflegende. (Online) http://www.deutscher-pflegerat.de/Downloads/DPR%20Dokumente/ICN-Ethik-E04kl-web.pdf (16. 08. 2017).

Eberl, U. (2016): Smarte Maschinen. Wie Künstliche Intelligenz unser Leben verändert. München.

Eck, D./Schilling, K. (2013): Robotik – Assistenzsysteme für ältere Personen. In: Hilgendorf, E./Günther, J.-P. (Hrsg.): Robotik und Gesetzgebung. Beiträge der Tagung vom 7. bis 9. Mai 2012 in Bielefeld. Baden-Baden. S. 11–28.

Europäisches Parlament (2017): Zivilrechtliche Regelung im Bereich Robotik (P8_TA(2017)0051. (Online) http://www.europarl.europa.eu/sides/getDoc.do?pubRef=-//EP//NONSGML+ TA+P8-TA-2017-0051+0+DOC+PDF+V0//DE (16.0 8. 2017).

Fleßa, S. (2013): Grundlagen der Gesundheitsökonomie. Eine Einführung in das wirtschaftliche Denken im Gesundheitswesen. 3. Aufl. Berlin.

Ford, M. (2016): Aufstieg der Roboter. Wie unsere Arbeitswelt gerade auf den Kopf gestellt wird – und wie wir darauf reagieren müssen. Kulmbach.

Görz, G./Schneeberger, J./Schmid, U. (2014): Handbuch der künstlichen Intelligenz. 5. Aufl. München.

Graf, B. (2009): Servicerobotik: Definition und Potential. (Online) https://www.uni-due.de/imperia/md/content/wimi-care/wb__5_.pdf (15.08. 2017).

Gruber, M.-C. (2014): Was spricht gegen Maschinenrechte? In: Gruber, M.-C./Bung, J./Ziemann, S. (Hrsg.): Autonome Automaten. Künstliche Körper und artifizielle Agenten in der technisierten Gesellschaft. Berlin. S. 191–206.

Günther, J.-P. (2016): Roboter und rechtliche Verantwortung. Würzburg.

Hager, F. P./Strub, C.(1998): System/Systematik/systematisch. In: Ritter, J./Gründer, K. (Hrsg.): Historisches Wörterbuch der Philosophie. Band 10. Basel. Sp. 824-856.

Hanisch, J. (2013): Zivilrechtliche Haftungskonzepte für Roboter. In: Hilgendorf, E./Günther, J.-P. (Hrsg.): Robotik und Gesetzgebung. Beiträge der Tagung vom 7. bis 9. Mai 2012 in Bielefeld: Baden-Baden. S. 109–122.

Hanisch, J. (2014): Zivilrechtliche Haftungskonzepte für Robotik. In: Hilgendorf, E. (Hrsg.), Robotik im Kontext von Recht und Moral. Baden-Baden. S. 27–62.

Haustein, B. H. (2013): Herausforderungen des Datenschutzrechts vor dem Hintergrund aktueller Entwicklungen in der Robotik. In: Hilgendorf, E./Günther, J.-P. (Hrsg.): Robotik und Gesetzgebung. Beiträge der Tagung vom 7. bis 9. Mai 2012 in Bielefeld. Baden-Baden. S. 93–108.

Hertzberg, J. (2015): Technische Gestaltungsoptionen für autonom agierende Komponenten und Systeme. In: Hilgendorf, E./Hötitzsch, S. (Hrsg.): Das Recht vor den Herausforderungen der modernen Technik. Beiträge der 1. Würzburger Tagung zum Technikrecht im November 2013. Baden-Baden. S. 63–74.

Hilgendorf, E. (2015): Recht und autonome Maschinen – ein Problemaufriss. In: Hilgendorf, E./Hötitzsch, S. (Hrsg.), Das Recht vor den Herausforderungen der modernen Technik. Beiträge der 1. Würzburger Tagung zum Technikrecht im November 2013. Baden-Baden. S. 11–40.

Joerden, J. C. (2013): Strafrechtliche Perspektiven für Robotik. In: Hilgendorf, E./Günther, J.-P. (Hrsg.): Robotik und Gesetzgebung. Beiträge der Tagung vom 7. bis 9. Mai 2012 in Bielefeld. Baden-Baden. S. 195–210.

Kochetkova, T. (2015): An Overview of Machine Medical Ethics. In: van Rysewyk, S. P./Pontier, M. (Hrsg.): Machine Medical Ethics. Berlin: Springer Verlag. S. 3–16.

Körtner, U. H. J. (2012): Grundkurs Pflegeethik. 2. Aufl. Wien.

Kuckartz, U. (2008): Qualitative Evaluation. Der Einstieg in die Praxis. 2. Aufl. Wiesbaden.

Mayring, P. (2010): Qualitative Inhaltsanalyse. Grundlagen und Techniken. 11. Aufl. Weinheim.

Müller, M. F. (2014): Roboter und Recht. Eine Einführung. In: Aktuelle Juristische Praxis (PJA)/Practique Juridique Actuelle (PJA). 5: 595–608.

Münch, F. (2017): Autonome Systeme im Krankenhaus. Datenschutzrechtlicher Rahmen und strafrechtliche Grenzen. Baden-Baden.

Neuhäuser, C. (2012): Künstliche Intelligenz und ihr moralischer Standpunkt. In: Beck, S. (Hrsg.): Jenseits von Mensch und Maschine. Ethische und rechtliche Fragen zum Umgang mit Robotern, Künstlicher Intelligenz und Cyborgs. Baden-Baden. S. 23–42.

Neuhäuser, C. (2014): Roboter und moralische Verantwortung. In: Hilgendorf, E. (Hrsg.): Robotik im Kontext von Recht und Moral. Baden-Baden. S. 269–287.

Orth, S. (2010): Autonome System in Industrie und Automobiltechnik. (Online) https://www.cs.hs-rm.de/~linn/fachsem0910/orth/Autonome_Systeme .pdf (17.08. 2017).

Ross, A. (2016): Die Wirtschaftswelt der Zukunft. Wie Fortschritt unser komplettes Leben umkrempeln wird, Kulmbach.

Schnabel, R. (2007): Zukunft der Pflege. (Online) http://www.insm.de/insm/dms/insm/text/presse/pressemeldungen/2007/pflegestudie/Pflegestudie.pdf (17. 8. 2017).

Schröder, S./Gersch, M. (2009): Ökonomische Evaluation komplexer Versorgungskonzepte. Methodische Grundlagen und Entwicklungsperspektiven. Berlin. (Online) http://www.wiwiss.fu-berlin.de/fachbereich/bwl/angeschlossene-institute/gersch/ressourcen/E-Health/Gersch-Schroeder_2009_ Oekonomische_Evaluation_komplexer_Versorgungskonzepte.pdf (17.08. 2017).

Sombetzki, J. (2016): Roboterethik. In: Maring, M. (Hrsg.); Zur Zukunft der Bereichsethiken – Herausforderungen durch die Ökonomisierung der Welt. Karlsruhe, Baden. S. 355–379.

Spanger, T. M./Wegmann, H. (2012): Öffentlich-rechtliche Dimensionen der Robotik. In: Beck, S. (Hrsg.): Jenseits von Mensch und Maschine. Ethische und rechtliche Fragen zum Umgang mit Robotern, Künstlicher Intelligenz und Cyborgs. Baden-Baden, S. 105–118.

Statistisches Bundesamt (2010): Demografischer Wandel in Deutschland. Heft 2 Auswirkungen auf Krankenhausbehandlungen und Pflegebedürftige im Bund und in den Ländern. (Online) https://www.destatis.de/DE/Publikationen/Thematisch/Bevoelkerung/DemografischerWandel/KrankenhausbehandlungPflegebeduerftige 5871102109004.pdf?__blob=publicationFile (14. 08. 2017).

Statistisches Bundesamt (2017): Pflegestatistik 2015. Pflege im Rahmen der Pflegeversicherung – Deutschlandergebnisse. (Online) https://www.destatis.de/DE/Publikationen/Thematisch/Gesundheit/Pflege/PflegeDeutschlandergebnisse5224001159004.pdf?blob=publicationFile (14.08. 2017).

Vogt, S./Werner, M. (2014): Forschen mit Leitfadeninterviews und qualitativer Inhaltsanalyse. (Online) https://www.f01.th-koeln.de/imperia/md/content/sozialearbeitplus/skript_interviewsqual_inhaltsanalyse.pdf (15. 08. 2017).

Martina Niemeyer | Stefan Edinger

Neue Technologien aus Sicht der Leistungsträger

1. Einleitung
2. Neue Technologien anhand von Beispielen
3. Einschätzung und Ausblick
4. Literatur

Stichwörter: e-Health, Telemedizin, Digitalisierung, Big Data, Gesundheitswesen, Krankenkassen, Versorgungsinnovation.

Zusammenfassung: Die digitale Transformation durchdringt alle Lebensbereiche unseres Alltags. Während viele Branchen wie etwa die Finanzwirtschaft, der Einzelhandel oder die Reiseindustrie bereits tief vom digitalen Wandel betroffen sind, ist die Gesundheitswirtschaft bislang vergleichsweise gering digitalisiert. Trotz zahlreicher Pilotprojekte und vielfältiger Förderinitiativen scheinen digitale Versorgungsangebote nur selten in der Regelversorgung anzukommen. Der vorliegende Beitrag untersucht ausgewählte Anwendungsfelder neuer Technologien in der Gesundheitsbranche und beleuchtet anhand konkreter Beispiele die Sichtweise eines Kostenträgers auf die aktuellen Entwicklungen.

1 Einleitung[1]

1.1 Megatrends als Herausforderung im Gesundheitswesen

Das deutsche Gesundheitssystem ist mit großen Herausforderungen konfrontiert. Um Lösungen für die aktuellen und künftigen Herausforderungen zu entwickeln, müssen alle Beteiligten die zentralen Megatrends adressieren. Diese umfassen u. a.:

- Demografischer Wandel,
- Vereinzelung/Einsamkeit,
- Urbanisierung,
- Fachkräftemangel,
- Individualisierung,
- Konnektivität,
- Arbeitswelt 4.0.

Innovationen und neue Technologien versprechen Lösungspotenziale für mehrere, wenn nicht gar alle der oben genannten Megatrends.

Während in vielen Branchen die Digitalisierung bereits weite Bereiche durchdrungen hat und Konzepte wie Industrie 4.0 einen weiteren Evolutionsschritt darstellen, ist das Gesundheitswesen noch vergleichsweise „analog". Im Wirtschaftsindex DIGITAL wird der Digitalisierungsgrad unterschiedlicher Branchen anhand eines Index zwischen 0 und 100 Punkten dargestellt. Die deutsche gewerbliche Wirtschaft erreicht insgesamt 54 von 100 Indexpunkten, das Gesundheitswesen gerade einmal 39 Punkte. Das Gesundheitswesen nimmt damit den letzten Platz im Ranking der 11 betrachteten Branchen ein und wird als einzige Branche als „niedrig digitalisiert" klassifiziert (BMWI 2017).

---

[1] Der Beitrag basiert auf einer Masterthesis, die im Jahr 2014 im Studiengang M.Sc. Versorgungssteuerung im Gesundheitswesen an der Hochschule Ludwigshafen am Rhein erstellt wurde.

Im vorliegenden Beitrag sollen ausgewählte Anwendungsfälle neuer Technologien betrachtet werden, um Einblick in die Potenziale der Innovationen zu geben, aber auch Herausforderungen bei der Einführung und Umsetzung zu adressieren.

1.2 Medizin und Technologie

Innovation und technologischer Wandel haben seit jeher die Medizin vorangetrieben. In der Vergangenheit lag der Fokus vor allem auf der Weiterentwicklung von Medizintechnik und auf der Zielgruppe der Leistungserbringer. Der technologische Wandel wurde vor allem an der medizintechnischen Ausstattung der stationären und ambulanten Gesundheitseinrichtungen deutlich, am Fortschritt der diagnostischen und kurativen Möglichkeiten.

Heute gewinnen zunehmend die Vernetzung von Leistungserbringern und Patienten sowie Echtzeitanwendungen an Bedeutung. Der Patient rückt in den Fokus des Interesses und innovative medizinische Systeme kommen in der Häuslichkeit der Patienten zum Einsatz. Treiber für diese Entwicklung sind die zunehmende Miniaturisierung, Kommoditisierung und Vernetzung technologischer Komponenten.

Das Gesundheitswesen ist allerdings bislang noch immer stark reaktiv und kurativ orientiert. In der Zukunft könnten mit Robotik, Big Data und Künstlicher Intelligenz integrierte Gesamtsysteme entstehen, die stärker präventiven Charakter haben und neben der Heilung und Behandlung von Krankheiten vor allem auch die Gesunderhaltung der Nutzer befördern.

1.3 Anwendungsfelder

Aus der Vielzahl der möglichen Anwendungsfelder wurden für die weitere Betrachtung vier spezifische Bereiche herausgegriffen:

1. Dokumentation und Informationsweitergabe
2. Telemedizin
3. Assistive Unterstützungssysteme

4. Künstliche Intelligenz und Robotik

Neben der allgemeinen Betrachtung von Reifegrad, Umsetzungsstand und Potenzialen soll die spezifische Sichtweise eines Leistungsträgers auf die einzelnen Themenfelder und Beispielanwendungen verdeutlicht werden.

2 Neue Technologien anhand von Beispielen

2.1 Dokumentation und Informationsweitergabe

2.1.1 Elektronische Patientenakten und Vernetzung

Qualitativ hochwertige und verlässliche Gesundheitsinformationen sind die Grundlage für den technologischen Fortschritt. Bislang steht in Deutschland keine flächendeckende Lösung zum Austausch von Gesundheitsdaten zur Verfügung. Noch immer sind große Anteile der Dokumentation papierbasiert und wichtige Informationen stehen im Bedarfsfall nicht zur Verfügung oder sind nur mühsam zu beschaffen.

Der Gesetzgeber hat dieses Problem erkannt und mit der Forderung des Angebots einer elektronischen Patientenakte für alle Versicherten ab 01.01.2021 den Druck auf das System erhöht.

Viele Aspekte sind hierbei jedoch noch zu konkretisieren und es muss sich zeigen, ob die Partikularinteressen der einzelnen Akteure zu einem Konsens verdichtet werden können (siehe Abbildung 1).

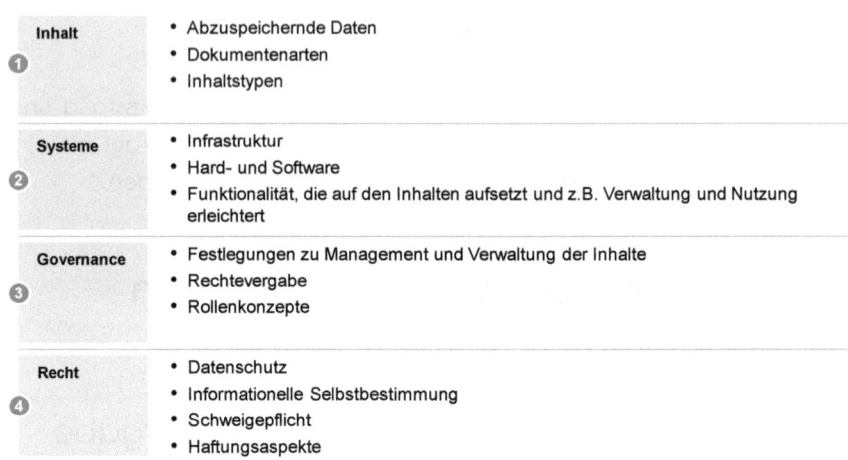

Abb. 1: Aspekte bei der Ausgestaltung von elektronischen Patientenakten.

Aktuell arbeiten einzelne Krankenkassen und Softwarehersteller bereits an eigenen Lösungen für elektronische Patientenakten; erste Produkte sind bereits auf dem Markt (Vivy 2019). Die AOK-Gemeinschaft verfolgt ebenfalls mit ihrem Digitalen Gesundheits-Netzwerk (DiGeN) das Ziel, eine interoperable Plattform zur Vernetzung von Leistungserbringern, Versicherten und Krankenkassen zu schaffen. Ganz gezielt sollen hierbei aktuellste und offene Standards zur Vernetzung und Anbindung von Primärsystemen zum Einsatz kommen. Oberste Prämisse hat die Datensicherheit und Datensouveränität der sensiblen Versichertendaten. Das Besondere am Gesundheitsnetzwerk der AOK ist die dezentrale Datenhaltung. Die Daten bleiben dort, wo sie erhoben wurden – in den Systemen der Beteiligten (AOK 2019). Die Versicherten behalten die Hoheit über die sie betreffenden Daten und bestimmen, wer auf welche Daten Zugriff hat. Das Ziel sind nachhaltige Vorsorge- oder Versorgungslösungen, in denen die Versicherten im Mittelpunkt stehen.

2.1.2 Dokumentationsunterstützung

Gesundheitsfachkräfte verbringen heute einen großen Teil ihrer Arbeitszeit mit Dokumentationsaufgaben. Untersuchungen haben ergeben, dass im Schnitt 26 Minuten täglich für die Suche nach patientenbezogenen Daten aufgebracht werden, der Aufwand des Pflegedienstes für Dokumentation circa

36 % beträgt und Ärzte etwa 44 % ihrer Arbeitszeit zur Dokumentation aufwenden (HIMMS 2015).

Bereits heute existieren vielfältige Systeme, die Fachkräfte im Gesundheitswesen bei der Dokumentation entlasten sollen. Es konnte beispielsweise nachgewiesen werden, dass Spracherkennungssysteme nicht nur die Geschwindigkeit der Dokumentation und die Nutzerzufriedenheit verbessern, sondern auch den Umfang der erfassten Informationen und damit die Dokumentationsqualität optimieren können (Vogel et al. 2015). Daneben erleichtern es Textbausteine und dialogbasierte Dokumenationssysteme nicht zuletzt Berufseinsteigern, eine umfassende und vollständige Dokumentation zu erstellen.

Auf vielen Intensivstationen werden beispielsweise automatisierte Dokumentationssysteme eingesetzt, die die erfassten Vitalparameter zusammenfassen und direkt für die weitere Verwendung in der Dokumentation hinterlegen.

Aus Sicht der Kostenträger sind diese Entwicklungen zu begrüßen, da sie wertvolle Freiräume für die direkte menschliche Zuwendung zu den Patienten schaffen. In der Regel refinanzieren sich entsprechende Investitionen in Dokumentationssysteme rasch.

2.1.3 Weareables

Wearables werden bislang vor allem im Bereich Fitness und Lifestyle eingesetzt (Ballhaus, W. et al. 2015). Sie erlauben allerdings auch eine einfache und wenig invasive Möglichkeit, einzelne Vitalparameter, Bewegungsübungen oder die Medikamenteneinnahme kontinuierlich zu überwachen. Sie könnten daher perspektivisch stärker auch in folgenden Bereichen genutzt werden:

- Prävention,
- Bewegungstherapie,
- Compliance,
- Monitoring.

Nicht zuletzt ermöglicht die weite Verbreitung von Smartphones den zunehmenden Erfolg von Gesundheits-Apps. Wegen der strengen rechtlichen Rahmenbedingungen sind allerdings bislang nur wenige Apps als Medizinprodukt zertifiziert. Aufgrund des technologischen Fortschritts und der Nutzungsgewohnheiten der Patienten und Versicherten ist jedoch davon auszugehen, dass Smartphones künftig eine wichtige Rolle bei der Interaktion von Leistungserbringern und Patienten und von Krankenkassen mit ihren Versicherten spielen werden.

2.2 Telemedizin

2.2.1 Begriffsklärung

Unter Telemedizin versteht man die Diagnostik und Therapie unter Überbrückung einer räumlichen und/oder zeitlichen Distanz. Formen der Telemedizin lassen sich weiter untergliedern, etwa in Telemonitoring, Teleradiologie, Telediagnostik, Telekonsultation, Telehistologie etc.

Bezüglich der zeitlichen Komponente lassen sich Echtzeitanwendungen (Realtime) und Nicht-Echtzeitanwendungen (Store-and-Forward) unterscheiden. Bezüglich der beteiligten Parteien ist zwischen Doc2Doc (Kommunikation zwischen den Leistungserbringern) und Doc2Patient (Kommunikation zwischen Patient und Leistungserbringer) zu differenzieren.

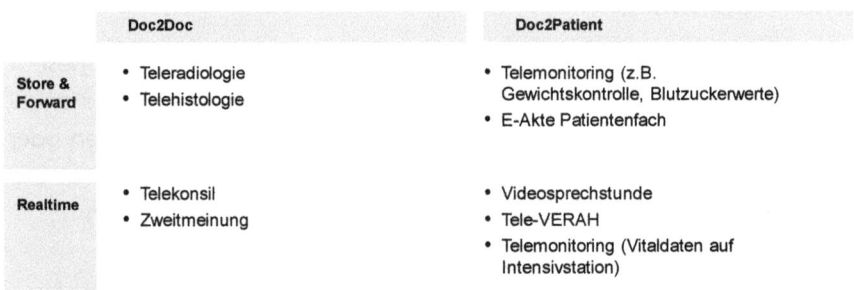

Abb. 2: Klassifikation von Telemedizin-Lösungen.

2.2.2 Spezifischer Nutzen

Projekte zur Versorgungsinnovation haben meist neben einer Telemedizinkomponente noch weitere Bestandteile, z.B. menschliche Zuwendung im Sinne von Besuchen nichtärztlicher Gesundheitsfachkräfte in der Häuslichkeit der Patienten oder regelmäßiger Telefonkontakt über ein Callcenter.

Der spezifische Zusatznutzen der Telemedizinkomponente wird hierbei häufig nicht separat untersucht, sodass es schwierig ist, einen Mehrwert gegenüber etablierten Kontaktformen herauszuarbeiten.

Vielfach wird die auch die längerfristige wirtschaftliche Tragfähigkeit im Rahmen von Versorgungsinnovationsprojekten nicht ausreichend betrachtet. Dies ist umso erstaunlicher, als die Überführung in die Regelversorgung in vielen Projekten ein erklärtes Ziel ist. Die Überführung in die Regelversorgung zu für alle Beteiligten akzeptablen Bedingungen ist allerdings nur möglich, wenn eine nachhaltige Finanzierung sichergestellt ist.

Ziel der AOK Rheinland-Pfalz/Saarland ist es daher, sich auf Projekte zu fokussieren, die Win-Win-Win-Situationen für Versicherte, Leistungserbringer und Krankenkassen schaffen und eine Chance haben, langfristig eigenständig am Markt bestehen zu können.

2.2.3 Telemedizin je Versorgungssektor

Eine weitere Differenzierung der Telemedizin kann nach dem Versorgungssektor erfolgen. Während Telemedizin im stationären Sektor bereits seit vielen Jahren erfolgreich etabliert ist und sich die Investitionskosten dort in der Regel auch selbst refinanzieren, gestaltet sich die Einführung von telemedizinischen Versorgungsmodellen im ambulanten Sektor schwieriger.

Häufig ist eine Umsetzung ohne externe Fördermittel nicht möglich und nach Ablauf der externen Förderung werden Pilotprojekte wieder eingestellt, weil keine nachhaltige finanzielle Tragfähigkeit gegeben ist. Die Gründe hierfür mögen vielfältig sein. Es zeichnet sich aus Sicht der Kostenträger jedoch insofern eine positive Entwicklung ab, als die Kosten für die Implementierung von Telemedizin-Lösungen tendenziell sinken. Günstigere technische Geräte und der Rückgriff auf Bluetooth und Smartphones oder Tablets zur Übertragung von Messdaten führen zu deutlich günstigeren Umsetzungskosten als in der Vergangenheit.

Stationär	Ambulant	„Selbstzahler"

• Telemedizin seit vielen Jahren erfolgreich im Einsatz
  – Teleradiologie
  – Telehistologie
  – Teledermatologie
  – Teleneurologie
• Lösungen refinanzieren sich in der Regel selbst
• Anwendung vereinfacht Zusammenarbeit, verbessert Qualität, vermindert Fehler, reduziert benötigte Ressourcen und verringert Kosten
	• Telemedizin erfordert häufig noch externe Fördermittel
	• Nach Auslaufen der Förderung häufig keine Fortführung des Projekts wegen fehlender finanzieller Tragfähigkeit
	• Gründe umfassen:
	  – Rückgang der Versorgungskosten deckt nicht die Zusatzkosten durch Telemedizin
	  – Einsatz ist häufig mit Mehraufwand im Praxisalltag verbunden
	  – Zielgruppen nicht ausreichend definiert, sodass Nutzen nicht in erhofftem Maß eintritt oder schlecht quantifiziert werden kann
		• Zunehmend fragen Versicherte und Patienten telemedizinische Lösungen als Selbstzahler nach
		• Anwendungen umfassen:
		  – Fitness
		  – Selbstvermessung
		  – Wellness
		• Zunehmend auch Angebote für ältere Bevölkerungsgruppen:
		  – Ambient Assisted Living
		  – Hausnotruf
		  – Präventive Lösungen

Abb. 3: Telemedizin und Versorgungssektoren

Häufig lässt sich auch feststellen, dass Zielgruppen nicht ausreichend klar abgegrenzt sind. Für die Kostenträger stellt sich die Frage, wie neue Technologien bestimmten Versichertengruppen so angeboten werden können, dass diese maximal von der Innovation profitieren. Telemedizin sollte einen nachgewiesenen medizinischen Mehrwert gegenüber alternativen Versorgungsangeboten bieten.

Zunehmend werden telemedizinische Lösungen auch von Selbstzahlern nachgefragt, sei es im Rahmen von Lifestyle- und Fitnessanwendungen oder zur Erhöhung des persönlichen Sicherheitsbefindens, zur Früherkennung von potenziell negativen Entwicklungen oder zur Prävention.

2.2.4 Teleradiologie

Teleradiologie ist in Deutschland ein Erfolgsmodell und die am weitesten verbreitete Anwendung von Telemedizin. Die Vorteile sind hierbei vielfältig und gehen weit über den Austausch von Bild- und Befunddaten hinaus.

Weiterführende Aspekte und Anwendungen umfassen etwa Heimarbeitsmodelle, Verbundlösungen, Telekonsile und Zweitmeinungen (medecon 2019). Inzwischen existieren selbst europaweit agierende radiologische Befundungslösungen. In Deutschland sind der Teleradiologie allerdings enge regulatorische Grenzen gesetzt, sodass beispielsweise für Krankenhäuser im Einzelfall zu prüfen ist, ob der Einsatz rechtlich möglich ist und sich auch tragfähig refinanzieren lässt.

2.2.5 Telemonitoring

Beim Telemonitoring lassen sich wiederum unterschiedliche Anwendungsgebiete abgrenzen.

Gut etabliert ist Telemonitoring beispielsweise auf Intensivstationen im Krankenhaus. Über eine zentrale Monitorstation lassen sich die Vitalparameter aller Patienten der Intensivstation an einem Punkt visualisieren und zusammenfassen. Bei Bedarf ist eine Analyse von Vitaldaten im Zeitverlauf möglich, was auch die Dokumentation erleichtert. Alarmierungen bei bestimmten Konstellationen können patientenindividuell eingestellt werden, was eine Entlastung des Personals von Routineaufgaben und einen effizienten und effektiven Personaleinsatz erlaubt. Die Arbeitskräfte können ihre Konzentration auf die Patienten fokussieren, die ihre Aufmerksamkeit aktuell am dringendsten benötigen. Der hohe Technologisierungsgrad der Intensivmedizin führt jedoch evtl. zu einem reduzierten direkten Kontakt mit den Patienten, sodass auf Außenstehende leicht der Eindruck einer „Gerätemedizin" entsteht.

Auch im Rahmen von vielen Versorgungsprojekten kommen Telemonitoring-Anwendungen zum Einsatz, um relevante Gesundheitsdaten zu erfassen und zu übertragen. In der Regel handelt es sich hierbei allerdings nicht um Echtzeit-Anwendungen. Gegenüber der reinen Erfassung und Dokumentation z. B. von Gewichts- oder Blutdruckdaten ensteht ein medizinischer Zusatznutzen erst durch Implementierung von Algorithmen und Services, die aus den vorliegenden Daten auffällige und potenziell schädliche Entwicklungen herauslesen können. Für entsprechende Anwendungen sind Plattformen für den Datenaustausch und Schnittstellen für die menschliche Interaktion zu erstellen. Größere Dienstleister können hierbei Skaleneffekte nutzen, wenn sie dieselbe Plattform in mehreren Projekten und für mehrere Kooperationspartner einsetzen.

Aus Sicht der Krankenkassen gestalten sich die Kosten pro Patient und Anwendungsfall sehr unterschiedlich. Auch die Leistungsangebote und Zielsetzungen unterscheiden sich stark, sodass ein Vergleich unterschiedlicher Angebote nicht einfach ist. Es ist im Einzelfall zu prüfen, ob eine adäquate Einsparung von Versorgungskosten oder der medizinische Zusatznutzen in einem sinnvollen Verhältnis zu den Kosten stehen.

2.2.6 Tele-Arzt-Modelle

In der jüngeren Vergangenheit ist eine Vielzahl von sogenannten Tele-Arzt-Modellen entstanden. Hierunter versteht man die Überbrückung einer räumlichen (und ggf. auch zeitlichen) Trennung von Patient und Leistungserbringer durch technische Mittel.

Die Videotelefonie ist beispielsweise als eine von vergleichsweise wenigen Versorgungsinnovationen mittlerweile in der Regelversorgung angekommen. Die Nutzung ist allerdings bislang eher noch zurückhaltend.

Ein weiteres Versorgungsmodell stattet Versorgungsassistent*innen von Hausarztpraxen mit Telemedizinrucksäcken aus. Die Versorgungsassistent*innen besuchen Patienten in deren Häuslichkeit, können mit den Medizingeräten eine Reihe von Vitaldaten messen und dokumentieren und können über ein Tablet bei Bedarf den Hausarzt per Videotelefonie hinzuschalten (TeleArzt 2019). Besonders sinnvoll erscheint ein solches Modell für Patienten mit eingeschränkter Mobilität.

Das Projekt „meinarztdirekt.de" ermöglicht es teilnehmenden Ärzten und Patienten, über eine Chatlösung auch zeitliche Distanzen zu überbrücken. Anfragen können jederzeit gestellt werden und der Arzt sichert zu, innerhalb einer bestimmten Frist eine Rückmeldung zu schreiben (meinarztdirekt GmbH 2019). Auch hier liegt auf der Hand, dass eine solche Lösung nicht für alle Fragestellungen geeignet ist, aber für bestimmte Versichertengruppen durchaus attraktiv sein kann.

Aus Sicht der Krankenkassen ist bei diesen Modellen zu beurteilen, ob ein echter medizinischer Zusatznutzen besteht oder ob es sich im Wesentlichen um Serviceleistungen für die Versicherten handelt. Gegebenenfalls resultiert für bestimmte Versichertengruppen ein höherer Nutzen als für die Gesamtheit aller Versicherten, sodass die Einschlusskriterien für entsprechende Modelle zielgruppenspezifisch betrachtet werden sollten.

2.3 Assistive Unterstützungssysteme

Ambient Assisted Living (AAL) ist kein neuer Begriff. Bereits seit rund 20 Jahren steht er für das Versprechen, Smart Home und e-Health zu kombinieren, um Anwendern einen möglichst langen Verbleib in der eigenen Häuslichkeit zu ermöglichen. In der Praxis konnten AAL-Anwendungen bislang allerdings trotz unzähliger Pilotprojekte noch keine weite Verbreitung finden.

Grundsätzlich integriert AAL digitale Unterstützungssysteme in das gewohnte Wohnumfeld, um beispielsweise die Sicherheit zu erhöhen (Ist der Gasherd aus? Ist die Haustür geschlossen?), bei ungewöhnlichen Bewegungsmustern Alarm auszulösen und ambulante Dienstleister wie Pflegedienste oder Angehörige in die Betreuung einzubinden.

Bislang liegt das Marktvolumen in der gesamten EU bei ca. 190 Mio. EUR, bis 2021 soll es auf 1,4 Mrd. EUR ansteigen (AAL Programme 2018). Dennoch ist auch die wirtschaftliche Bedeutung von AAL gegenüber Bereichen wie Smart Home, Weareables und e-Health noch gering.

Während weiterhin viele Herausforderungen bei der Implementierung bestehen, z. B. ein zersplitterter und fragmentierter Markt mit unterschiedlichen, teils nicht interoperablen Standards, zeigen zunehmend auch Pflegeeinrichtungen und die Immobilienwirtschaft Interesse an AAL Lösungen. Altersgerechtes Wohnen gewinnt in einer älter werdenden Gesellschaft immer mehr an Bedeutung.

Eine Initiative, die versucht, die bestehenden Schwierigkeiten im AAL-Umfeld konstruktiv zu lösen, ist „Better@Home". Hier sollen AAL-Technologien mit regionalen Concierge-Services und Dienstleistungen kombiniert werden. Bisherige Lösungen kranken an einem fragmentierten und unübersichtlichen Leistungsspektrum und zu vielen beteiligten Dienstleistern. Better@Home möchte Transparenz schaffen und eine einheitliche Plattform zur Bündelung der Angebote aus einer Hand bereitstellen (Better@Home 2019). Die entstehenden Investitionskosten könnten sich perspektivisch viele Beteiligte wie etwa die Immobilienbranche, Energieanbieter, Kommunen und ggf. auch Kostenträger teilen.

Erste Pilotprojekte laufen bereits. Aus Sicht der AOK Rheinland-Pfalz/Saarland ist AAL prinzipiell eine interessante Technologie. Für eine weitere Verbreitung müssen jedoch die bislang bestehenden Schwierigkeiten behoben werden. Es bleibt abzuwarten, in wieweit hybride Finanzierungsmodelle in der Praxis umgesetzt werden können und ob entsprechende Lösungen eine breite Akzeptanz bei den Nutzern finden.

2.4 Künstliche Intelligenz und Robotik

2.4.1 Künstliche Intelligenz

Künstliche Intelligenz ist eine Schlüsseltechnologie des 21. Jahrhunderts. Exponenziell ansteigende Rechenpower und sinkende Hardwarekosten ermöglichen heute Anwendungen, an die noch vor 10 Jahren nicht zu denken war. Während viele Konzepte der Künstlichen Intelligenz bereits vor vielen Jahren entwickelt wurden, stehen erst heute ausreichend leistungsfähige System und insbesondere ausreichend viele Daten zur Verfügung, um ihren vollen Nutzen zu entfalten.

Künstliche Intelligenz könnte potenziell Lösungen für gleich mehrere zentrale Probleme der Gesundheitsversorgung bereithalten, indem sie geringere Kosten bei besserer Qualität und einen leichteren Zugang zu Leistungen bietet.

Die Anwendungsmöglichkeiten von Künstlicher Intelligenz im Gesundheitssystem sind vielfältig. Ausbildungsinhalte könnten z. B. durch Virtual Reality, simulierte Patienten oder Organe oder durch einen individuellen Zuschnitt von Lerninhalten deutlich immersiver gestaltet werden.

In den Bereichen Prävention und Früherkennung bestehen bereits heute Lösungen, die mittels Künstlicher Intelligenz Hautkrebs oder Herzkrankheiten vermeiden oder in einer frühen Phase entdecken sollen.

Bei der Diagnostik erreichen insbesondere Bildverarbeitungs- und Bilderkennungssysteme z. B. in der Radiologie oder der Dermatologie inzwischen eine

Genauigkeit, die nur geringfügig hinter menschlichen Experten zurücksteht oder diese teilweise sogar übertrifft (Skin Classification Project 2019).

In der Forschung werden künstliche neuronale Netzwerke genutzt, um mehr über das menschliche Gehirn zu erfahren, Algorithmen werden eingesetzt, um neue Medikamente zu entwickeln, und Genomdatenbanken werden aufgebaut, um Krankheiten besser diagnostizieren und therapieren zu können (BDI 2019).

Wie bereits erwähnt, hängt der Erfolg der Künstlichen Intelligenz maßgeblich ab von Qualität und Menge der verfügbaren Daten. Bislang bestehen nicht nur rechtliche Hürden bei der Zusammenführung und Sammlung relevanter Gesundheitsdaten. Auch die sehr fragementierte Versorgungslandschaft und fehlende Standards erschweren den Aufbau entprechender Datenbanken.

2.4.2 Robotik im Gesundheitswesen

Roboter sind in vielen Industriezweigen bereits seit Jahrzehnten im Einsatz und übernehmen schwere oder monotone Aufgaben, die früher Menschen erledigen mussten. Auch im Gesundheitssystem sind Robotiklösungen beispielsweise in Laboren oder auch OP-Sälen seit langer Zeit etabliert.

In der direkten Interaktion mit Patienten sind Roboter bislang nur sehr vereinzelt im Einsatz.

Als vielversprechendes Einsatzgebiet erscheint aktuell die Nutzung von humanoiden Robotern in der Altenpflege, wo sie neben Unterhaltungs- und Beschäftigungsaufgaben der Bewohner auch in anderen Bereichen eingesetzt werden können.

Ein Beispiel ist das Projekt ARiA, durchgeführt von der Universität Siegen und der Fachhochschule Kiel (ARiA 2019). Die Entwicklung und Gestaltung von Anwendungsszenarien erfolgt unter engem Einbezug von Pflegekräften, Angehörigen und Pflegebedürftigen. Anwendungsideen werden im Rahmen von Workshops entwickelt, z. B.:

- Botendienste (etwa Laborproben),
- Dokumentationsassistenz,

- Sturzerkennung,
- Visitenbegleitung,
- Medikamenteneinnahme,
- Videoanrufe,
- Nachtwache und Hinlauftendenzen,
- Beschäftigungstherapie.

Zum Einsatz kommt in diesem Projekt ein Pepper-Roboter der Firma Aldebaran Robotics SAS bzw. SoftBank Robotics (SoftBank Robotics 2019), der in anderen Branchen u. a. für Marketingzwecke oder zur Begrüßung von Kunden in Verkaufsräumen genutzt wird.

Bislang kommt in dem Projekt allerdings noch keine Künstliche Intelligenz zum Einsatz, sondern es werden gescriptete Dialogsequenzen oder eine Live-Steuerung durch Programmierer genutzt. In Bezug auf die Akzeptanz der Pflegebedürftigen sind die Ergebnisse allerdings bereits sehr positiv. Das bewusst niedliche Aussehen und die kindliche Stimme des Roboters bauen Berührungsängste ab und wecken Neugier auch bei älteren und dementen Menschen.

Als weiteres Anwendungsbeispiel von Robotern im Gesundheitswesen soll die Rehabilitation/Physiotherapie angeführt werden. Die Firma F&P Personal Robotics entwickelt hierfür nicht-humanoide Care- und Service-Roboter (F&P 2019).

Der Vorteil von nicht-humanoiden Robotern liegt darin, dass keine Rücksicht auf ein menschliches Erscheinungsbild genommen werden muss, die Form und Erscheinungsweise der Roboter ganz dem zugedachten Einsatzzweck folgen kann.

Während Roboter grundsätzlich sehr gut in genormten Umgebungen mit genormten Werkstücken und den immer selben Arbeitsschritten funktionieren, sind sie im Gesundheitssystem mit einem denkbar schwierigen Arbeitsumfeld konfrontiert. Sie müssen flexibel auf variable Situationen reagieren können und die notwendige Sensitivität mitbringen, um Menschen und Gerätschaften nicht zu verletzen.

Es wird daher sicher noch eine Zeit lang dauern, bis umfassend einsatzfähige Roboter beispielsweise auf einer Krankenhausstation gemeinsam mit ihren menschlichen Kollegen Dienst tun.

3 Einschätzung und Ausblick

Neue Technologien haben das Potenzial, wie bereits in der Vergangenheit auch künftig die Gesundheitsbranche durch Innovationen grundlegend zu verändern.

Abschließend sollen die einzelnen betrachteten Innovationsfelder noch einmal aufgegriffen und aus Sicht der Leistungsträger bewertet werden.

3.1 Dokumentation und Informationsweitergabe

Gesundheitsplattformen werden künftig Grundlage für viele innovative Versorgungsangebote sein. Wichtig sind bei der Implementierung Interoperabilität und die Nutzung verbindlicher Standards. Der Gesetzgeber ist gefordert, Rahmenbedingungen zu schaffen, in denen sich einerseits Innovation entfalten kann und Differenzierung möglich ist, andererseits aber kein Wildwuchs und Insellösungen entstehen. Die Einführung und der Ausbau entsprechender Gesundheitsnetzwerke in zwei bis fünf Jahren erscheinen realistisch.

3.2 Telemedizin

Telemedizin ist in Teilen des Gesundheitswesens bereits angekommen und etabliert. Für einen weiteren Ausbau sind wirtschaftlich tragfähige Betriebsmodelle notwendig. Der spezifische Zusatznutzen von Telemedizinkomponenten in hybriden Leistungsangeboten muss besser als bisher herausgearbeitet werden. Telemedizin soll den Arzt nicht ersetzen, kann aber in vielen Szenarien eine sinnvolle Komponente eines modularen Versorgungskonzepts sein.

Die Voraussetzungen für den Einsatz von Telemedizin waren nie günstiger als heute. Es ist sehr wahrscheinlich, dass telemedizinische Anwendungen künftig noch stärker an Bedeutung gewinnen. Die AOK Rheinland-Pfalz/Saarland ist mit vielen Innovatoren, Technologieherstellern und Leistungserbringern im Austausch, um dieses zukunftsträchtige Innovationsfeld im Sinne der Versicherten mitzugestalten.

3.3 Assistive Unterstützungssysteme

Assistive Systeme wie etwa Ambient Assisted Living spielen heute noch keine große Rolle. Aufgrund eines steigenden Bewusstseins für die Notwendigkeit nachhaltiger Wohnkonzepte für eine alternde Bevölkerung besitzen sie allerdings großes Potenzial für eine Verwendung z.b. in Pflegeeinrichtungen und Wohnungen für Senioren. Ähnlich wie Monitoring-Systeme auf Intensivstationen von Krankenhäusern könnten sie professionelles Betreuungspersonal und Pflegepersonen entlasten, indem sie die Sicherheit der Bewohner jederzeit im Blick haben und bei Bedarf zielgerichtet und individuell konfigurierbare Alarmierungen auslösen. Insbesondere in regionalen Quartierslösungen könnten AAL-Konzepte sinnvoll eingesetzt werden und somit z.B. auch einen Beitrag zur Attraktivität ländlicher Regionen leisten.

Besondere Bedeutung hat die Useability der verwendeten Lösungen. Sie sollten sich möglichst nahtlos in das gewohnte Wohnumfeld der Nutzer einfügen und keine Hürden bei der Konfiguration und Anwendung bieten.

3.4 KI und Robotik

Künstliche Intelligenz ist in vielen Bereichen unseres täglichen Lebens bereits implementiert und wird weiter an Bedeutung gewinnen. Bei vielen Anwendungen ist dem Nutzer häufig gar nicht bewusst, dass hinter den Kulissen eine Künstliche Intelligenz arbeitet, was ein Musterbeispiel für die im vorigen Abschnitt erwähnte Useability darstellt.

Künstliche Intelligenz besitzt das Potenzial, viele drängende Probleme des Gesundheitswesens simultan zu lindern. Die AOK-Gemeinschaft beobachtet das Marktgeschehen aufmerksam und begleitet eine Reihe von Pilotprojekten, um dieses zentrale Innovationsthema voranzutreiben.

Im Gegensatz dazu steckt die Robotik im Gesundheitswesen noch in den Kinderschuhen. Aus Sicht der AOK Rheinland-Pfalz/Saarland haben nicht-humanoide Roboter mit fokussiertem Einsatzgebiet mittelfristig bessere Chancen auf eine breiter angelegte Anwendung, ähnlich wie sich in vielen Wohnungen heute schon Saugroboter finden. Humanoide Roboter könnten allerdings in der Gesundheitsedukation, im Rahmen von Auskunfts- und Empfangsdiensten und zur Aktivierung und Unterhaltung von Pflegeheimbewohnern eingesetzt werden.

4 Literatur

AAL Programme (2018): AAL Market and Investment Report – A study prepared for the AAL Programme by Technopolis Group. Brüssel: Technopolis Group.

AOK (2019): Digitale Versorgung – Das Gesundheitsnetzwerk der AOK. (Online) https://www.aok-gesundheitsnetzwerk.de (27.02.2019).

ARiA (2019): Robotik in der Pflege – Anwendungsnahe Robotik in der Altenpflege. (Online) https;//www.robotik-in-der-pflege.de (27.02.2019).

Ballhaus, W. et al. (2015): Media Trend Outlook – Weareables: Die tragbare Zukunft kommt näher. PricewaterhouseCoopers AG Wirtschaftsprüfungsgesellschaft. (Online) https://www.pwc.de/de/technologie-medien-und-telekommunikation/assets/pwc-media-trend-outlook_wearables.pdf (26.06.2018).

Better@Home Service GmbH (2019): Better@Home – Ihre Lösung für selbstbestimmtes und sicheres Wohnen. (Online) https://www.better-at-home.de (27.02.2019).

BDI Initiative Gesundheit digital (2019): Sieben Dinge, die man sich von Big Data verspricht. (Online) https://www.bdi.euwww.bdi.eu/de/innovationen/sieben-dinge-die-man-sich-von-big-data-verspricht (27.02.2019).

BMWI – Bundesministerium für Wirtschaft und Energie (2017): Monitoring-Report Wirtschaft DIGITAL 2017. Berlin. (Online) https://www.bmwi.de/Redaktion/DE/Publikationen/Digitale-Welt/monitoring-report-wirtschaft-digi tal-2015.pdf?__blob=publicationFile&v=12 (26.06.2018).

F&P Robotics AG (2019): F&P Personal Robotics. (Online) www.fp-robo tics.com/de (27.02.2019).

HIMSS Europe (2015): Auf den Spuren der Zeitdiebe im Krankenhaus – Die wahre Belastung durch Dokumentation an deutschen Akutkrankenhäusern wird unterschätzt. Berlin: Healthcare Information and Management Systems Society. (Online) https://www.dragon-speaking.de/download/HIMSS-Europe-Studie.pdf (27.02.2019).

medecon (2019): Westdeutscher Teleradiologieverbund. (Online) https://www.medecon-telemedizin.de (27.02.2019).

Meinarztdirekt GmbH (2019): Ihr Online-Sprechzimmer. (Online) https://www.meinarztdirekt.de (27.02.2019).

pwc (2017): Sherlock in Health – How artificial intelligence may improve quality and efficiency, whilst reducing healthcare costs in Europe. Price Waterhouse Coopers. (Online) https://www.pwc.com.tr/en/sektorler/saglik/yayinlar/sherlock-saglik-sektorunu-arastiriyor.html (27.02.2019).

Skin Classification Project (2019): Skin Classification Project – Artificial Intelligence in Skin Lesion Diagnosis. (Online) https://www.skinclass.de (27.02.2019).

SoftBank Robotics (2019): Pepper, the humanoid robot from SoftBank Robotics. (Online) https://www.softbankrobotics.com/emea/en/pepper (27.02.2019).

TAG TeleArzt GmbH (2019): TeleArzt – Versorgungsmodell zur Entlastung von Ärzten und Förderung der Selbständigkeit von Patienten. (Online) https://www.tele-arzt.com (27.02.2019).

Vivy GmbH (2019): Vivy – Deine digitale Gesundheitsassistentin. (Online) https://www.vivy.com (27.02.2019).

Vogel, M. et al. (2015): Analysis of Documentation Speed Using Web-Based Medical Speech Recognition Technology: Randomized Controlled Trial. In: Journal of Medical Research. 17(11): e247.

Klaus Wiegerling

Ethische Folgen der digitalen Transformation im Gesundheitswesen

1. Einleitung
2. Was heißt ‚digitale Transformation' des Gesundheitswesens?
3. Wie wandeln sich Gesundheitsvorstellungen unter der Perspektive der digitalen Transformation?
4. Mögliche Konsequenzen der Transformation
5. Literatur

Stichwörter: Datenschutz, Digitale Transformation, Ethik, Gesundheitsverständnis, informatische Kompetenz.

Zusammenfassung: Der Beitrag fokussiert ethische Probleme im Zeitalter der digitalen Transformation des Gesundheitswesens. Zunächst werden zentrale ethische Maßstäbe formuliert, die als Grundlage der ethischen Bewertung von fortgeschrittenen Informationstechnologien gelten müssen. Es handelt sich zum einen um metaethische Kriterien, die die Bedingungen des ethischen Diskurses betreffen, zum anderen um normative Kriterien, die als Leitlinien des ethischen Diskurses im engeren Sinne fungieren. Sowohl die Bedingungen des ethischen Diskurses, wie die Identität des Handlungssubjektes, als auch die normativen Leitwerte, wie die Autonomie des Einzelnen, werden zunehmend von fortgeschrittenen Informationssystemen infrage gestellt. Der Entlastung und der Möglichkeit neue Handlungsoptionen durch die Anwendung von Informationstechnologien zu erlangen, stehen Gefahren der Entmächtigung und sogar Entmündigung gegenüber. Informatischen Systemtechnologien wird unterstellt, dass sie für uns denken, entscheiden und handeln. Es wird gezeigt, dass sie genau das nicht tun. Viele ethische Probleme entstehen aus unangemessenen Zuschreibungen, die nicht zuletzt unsere eigene Verantwortung hintertreiben.

1 Einleitung

Die digitale Transformation des Gesundheitswesens betrifft alle Felder der medizinischen und therapeutischen Praxis, der Patientenlogistik, der institutionellen Rahmung des Gesundheitswesens bis hin zu biopolitischen Maßnahmen zur Steuerung der Volksgesundheit und Stabilisierung oder Erhöhung der Leistungsfähigkeit der Bevölkerung.

Eine neue Qualität wird dadurch erreicht, dass der mehr oder weniger gesunde Normalzustand in neuer Weise in das Gesundheitswesen ‚eingepreist' wird. Schon der Euphemismus Gesundheitskasse oder die Fokussierung des Gesundheitswesens auf eine Präventionsmedizin, die mit Formen der Überwachung von Lebensformen einhergeht, belegt eine mit der digitalen Erfassung und Verknüpfung aller Lebensbereiche einhergehende Transformation. Zwar hat die vermehrte Erfassung von Vitaldaten erhebliche Verbesserungen der medizinischen Leistungsfähigkeit erbracht, dies darf aber nicht darüber hinwegtäuschen, dass es letztlich nicht die Daten sind, sondern deren Bewertung, die medizinische Erfolge zeitigen. Wie in allen Erkenntnisprozessen finden Artikulationen und Desartikulationen von Daten statt. Jedes gemessene Datum ist Ergebnis eines Selektionsprozesses. Bestimmte Daten werden als relevant erachtet und gemessen, andere dagegen als vernachlässigbar angesehen und entweder nicht gemessen oder ausselektiert.

Die Grenzen medizinischer Praxis werden mit Hilfe neuer Möglichkeiten der Datenerfassung und Digitalisierung erweitert. Unser Ernährungs- und Bewegungsverhalten, unser Sozialverhalten und unsere psychische Dispositionen erfahren eine medizinische Beurteilung. Körperliche Zustände vermessende und bewertende Techniken werden zur Optimierung der Lebensweise genutzt. Beim Verbessern soll der behindernde Zustand in eine positive Richtung verändert werden.

Beim Optimieren dagegen geht es um die Ausschöpfung von Potentialen eines im Prinzip nicht einschränkenden Zustandes, um das Normale zu überschreiten. Wir optimieren etwas, was wir im Prinzip als gut anerkennen.

Die Digitalisierung des Gesundheitswesens hat Auswirkungen auf alle Felder unseres Lebens, zeitigt einen Wandel unserer Vorstellung von Gesundheit und damit auch unseres Welt-, Selbst- und Gesellschaftsverständnisses.

Der Mythos von der totalen Berechenbarkeit und Gestaltbarkeit des Lebens sowie der Überwindung der Schicksalhaftigkeit unserer physischen Existenz wird durch Digitalisierungsphantasien befördert. Daten gewinnen ihren informatischen Wert, indem sie relationiert und hierarchisiert werden. Es geht darum, Wissen zu erlangen über künftige Entwicklungen, über Leistungs- und Widerstandsfähigkeit. Das Analysat soll helfen gesünder zu leben, soll aber auch allgemeinen Interessen dienen, etwa die ökonomische und soziale Leistungsfähigkeit eines Staatswesens erhalten, indem biologische Ressourcen optimal genutzt werden. Die Gesundheitspolitik versucht Krankheit, Behinderung und Alterung entweder zu verhindern, zu verkürzen oder aufzuschieben. Man hat den Gesunden als Kunden entdeckt, der quasi von Geburt an umworben wird und nicht erst im Zustand einer körperlichen Einschränkung oder Notlage.

2 Was heißt ‚digitale Transformation' des Gesundheitswesens?

Alle Felder des Lebens sollen unter der Perspektive von Gesundheit und Leistungsfähigkeit erfasst und miteinander verknüpft werden. Die klassische Dichotomie von Gesundheit und Krankheit wird in gewisser Weise aufgehoben. Es ist der ‚noch' Gesunde oder potentiell Kranke, der in den Blick der medizinischen Vermessung und Überwachung gerät.

Die Idee der Präventionsmedizin eröffnet neue Spielräume der Totalerfassung physischer Lebensäußerungen. Sie verlässt den herkömmlichen Krankheitsdiskurs im Hinblick auf Potentiale und Lebensstile. Es geht um mögliche Krankheit, um Zustandserhaltung und Steigerung der Leistungsfähigkeit. Präventionsmedizin impliziert aber auch die Möglichkeit, Krankheit als Schuld zuzurechnen. Wer nicht seinen Präventionsverpflichtungen nachkommt, kann nicht mit Nachsicht bei Erkrankung rechnen und muss im wahrsten Sinne des Wortes die

Ethische Folgen der digitalen Transformation im Gesundheitswesen 187

Zeche zahlen. Der Krankheitsfall kann schlimmstenfalls zum Ausschluss aus dem Solidarsystem führen.

Die digitale Transformation des Gesundheitswesens geht mit einer Erweiterung des Gesundheitsbegriffs einher, der Gesundheit als optimierbares Potential begreift, als Möglichkeit, seine gesellschaftliche und private Rolle optimal auszuüben. Der Selbstoptimierungsdiskurs erfährt etwa durch intelligente Implantate und nicht zuletzt durch so genannte Wearables und für den Laien nutzbare Messtechniken eine Verschärfung. Bei der Selbstoptimierung geht es darum, das Maximum aus den eigenen körperlichen Dispositionen herauszuholen. Ob dieses Maximum auch das Beste ist, bleibt dahingestellt.

Im Zeichen der Digitalisierung erweist sich zunehmend auch das Altern als Frage des Body Engineering.

Nennen wir Beispiele der digitalen Transformation des Gesundheitswesens, an denen sich gesellschaftliche und ethische Folgen der Digitalisierung sichtbar machen lassen.

Im Therapiebereich soll die permanente Analyse von Vitaldaten eine individuellere Behandlung ermöglichen. Sie soll individuellen Notwendigkeiten angepasst werden, was eine Beschleunigung von Heilprozessen zur Folge haben, aber auch ökonomische Ressourcen schonen soll. Einblicke in die Prozessabläufe unseres Körpers sollen präziser, medizinische Maßnahmen passgenauer werden. Der Körper wird quasi in ein digitales Double transformiert, das Gegenstand kalkulierender Prozesse wird.

Durch die permanente Überwachung von Vitaldaten können Systemtechnologien in der Anästhesie eigenständig präzise und behutsame Regulierungen durchführen, wobei dies nach wie vor unter der Kontrolle eines menschlichen Anästhesisten geschieht. Bei der Datenbewertung durch das System müssen die Rahmenbedingungen, unter denen die Bewertung erfolgt, aber explizit vorliegen. Weiterhin sollen Systeme auf Daten „ähnlicher" Fälle zurückgreifen und im Abgleich mit diesen Aktionen initiieren. Ziel der Systementwicklung ist die Annäherung oder Überbietung der ärztlichen Bewertungskompetenz.

Man verspricht sich einen Schub bei der Früherkennung von Krankheiten sowie Hinweise auf bisher unbeachtete physiologische Zusammenhänge. Bei seltenen Krankheiten könnten neue Einsichten gewonnen werden, wenn Möglichkeiten des Aufweises von Datenkorrelationen gegeben und statistische Auswertungen einer höheren Zahl ähnlich gelagerter Krankheitsbilder möglich sind.

Aufgrund permanenter Überwachung von Vitaldaten sollen intelligente Implantate selbständig Regulierungen vornehmen oder die Notwendigkeit von Neujustierungen anzeigen, die extrakorporal von einem Fachmann oder automatisiert vorgenommen werden. Für Risikopatienten kann die permanente Überwachung von Vitaldaten durch intelligente Implantate hilfreich sein und möglicherweise Leben retten.

Im OP sollen wissensbasierter Systeme permanent erhobene Patientendaten mit ähnlich gelagerten Fällen abgleichen und Einfluss auf Operationsverläufe nehmen. Daten aus medizinischen Datenbanken sollen in Operationsvorgänge eingebunden und zur Steuerung von Instrumenten genutzt werden.

Durch die permanente Auswertung medizinischer Daten und sozialer Interaktionsdaten soll in der Pflege die persönliche Befindlichkeit des Pflegebedürftigen stärker berücksichtigt und das Notwendige mit individuellen Wünschen vermittelt werden. Man erhofft sich mehr Flexibilität, mehr Adaption an den organischen Zustand und eine höhere Akzeptanz durch den Pflegebedürftigen.

Im Zusammenhang der Verbesserung der Pflegesituation muss auch der sogenannte Todesalgorithmus gesehen werden: Das US-amerikanische Unternehmen „Aspire Health" wirbt damit, dass es mit Hilfe eines Algorithmus, der Krankenakten auswertet, möglich sei, Schwerkranken unnötige Therapien zu ersparen und das Gesundheitssystem zu entlasten. Auf den ersten Blick eine Win-win-Situation: Der Anbieter vergrößert sein Marksegment, die Patienten werden weniger gequält und im Gesundheitssystem fallen geringere Kosten an.

Studien zeigen, dass 80 % aller Amerikaner ihre letzten Lebenstage gerne in ihrer häuslichen Umgebung verbringen würden. Der übliche Sterbeort ist jedoch mit 60 % das Krankenhaus. Ärzte und Pflegepersonal stehen häufig vor der Herausforderung, entscheiden zu müssen, wann der optimale Zeitpunkt für den Wechsel aus der Therapie in die Palliativpflege ist. Optimal wäre es, frühzeitig absehen zu können, wann sich ein Patient dem Ende seines Lebens nähert, um mit ihm die letzte Lebensphase planen zu können.

Zur Unterstützung bei der Entscheidungsfindung gibt es bereits verschiedene Prognosesysteme:

CriSTAL (Criteria for Screening and Triaging to Appropriate ALternative Care) wurde entwickelt, um das Sterberisiko bei Patienten, die sich ihrem Lebensende nähern, anhand von 18 Prädiktoren zu bestimmen.

Der Intermountain Mortality Risk Score ermittelt anhand von Labordaten Wahrscheinlichkeiten dafür, innerhalb der nächsten 30 Tage, des nächsten Jahres oder der nächsten fünf Jahre zu sterben. Die angewandten Verfahren sind algorithmenbasiert, auch wenn die Erstellung des Scores teilweise noch manuell geschieht. Die Ergebnisse dienen der Unterstützung desjenigen, der entscheiden muss, ersetzen ihn aber nicht, und sind für den Anwender relativ transparent, da nur wenige Faktoren berücksichtigt werden.

Versteht man Digitalisierung nur als Übertragung von analogen Prozessen in digitale, so sind damit keine wesentlich anderen ethischen Fragestellungen verbunden wie bereits mit analogen Verfahren. Digitalisierung bedeutet aber mehr. Die genannten Verfahren nutzen nur wenige Faktoren, oder sind auf bestimmte Patientengruppen beschränkt.

Die Digitalisierung von Patientenakten im Zusammenspiel mit neuen Datenanalysemethoden eröffnet Möglichkeiten, die über das hinausgehen, was in der analogen Welt umsetzbar ist. Sie setzen nicht bei einzelnen Krankheiten an, beschränken sich auch nicht auf bestimmte Altersgruppen, oder auf im Vorfeld festgelegte Elemente der Krankengeschichte eines Patienten, sondern werten mittels neuronaler Netzwerke die Krankenakten vieler Patienten aus. So wird ein neuronales Netzwerk anhand von über 200.000 digitaler Patientenakten mit Einträgen der letzten zwölf Monate trainiert. Ziel ist es, die Wahrscheinlichkeit zu berechnen, dass ein Patient binnen der nächsten vier bis zwölf Monate verstirbt. Die Sterbewahrscheinlichkeit soll die Frage beantworten, wann ein Patient aus der kurativen in die palliative Pflege wechseln sollte. Unter anderem wurde anhand der in den Akten gespeicherten demographischen Daten, Krankheits-, Verordnungs- und Diagnosecodes eine Eigenschaftsmatrix mit 13654 Dimensionen erstellt, die als Input für ein neuronales Netz mit 18 Schichten dient. Im Durchschnitt hat jeder Patient in dieser Matrix 74 Einträge. Ähnlich wie bei den bisherigen Ansätzen dienen die Ergebnisse eines solchen Algorithmus zur Entscheidungsunterstützung. Bereits aus der Beschreibung werden Unterschiede zu anderen Verfahren deutlich: Erstens werden weit mehr Parameter in die Analyse einbezogen, was zweitens dazu führt, dass es für Anwender des Systems schwer nachvollziehbar ist, wie das Ergebnis zustande kam, was drittens dazu führt, dass dem Ergebnis mehr oder weniger blind vertraut werden muss. Der dritte Punkt ist von besonderer Relevanz, da er zum einen dazu führen kann, dass Anwender dem System gerade nicht vertrauen, zum anderen, dass eine Entscheidung gegen die Systemempfehlung schwerer zu legitimieren ist.

Das Problem solcher Verfahren liegt also nicht im Umstand, dass ein Sterberisiko berechnet wird, sondern darin, welche Legitimation dem Ergebnis beigemessen wird, welchen Einfluss es auf die Handlungsspielräume der Betroffenen nimmt. Auf Basis eines eher opaken Algorithmus eine Entscheidung zu treffen, ist nicht per se unethisch. Unter der Voraussetzung begrenzter finanzieller wie zeitlicher Ressourcen ist jedoch die Gefahr groß, dass das Patientenwohl aus dem Blick gerät. Die Möglichkeit automatisiert Empfehlungen zu erzeugen, ob ein Patient aus der teuren Intensivpflege in die günstigere Palliativpflege verlegt werden sollte, erlaubt dem Krankenhausmanagement eine direkte Einflussnahme auf die Entscheidungen des medizinischen Personals. Dass eine solche Befürchtung nicht aus der Luft gegriffen ist, zeigt ein Blick nach England. Zwischen 2011 und 2013 hat die NHS ein Bonussystem für Ärzte getestet: Für jeden Patienten, der zum Sterben aus dem Krankenhaus entlassen wurde, wurde ein Bonus von £50 gezahlt. Dahinter steht ein ökonomisches Kalkül: Der Tod außerhalb des Krankenhauses verursacht im britischen Gesundheitssystem durchschnittlich £1000 weniger Kosten. Die Entwickler des Bonussystems verwiesen dagegen mit ähnlichen Zahlen wie die für die USA zitierten auf die Förderung des Patientenwohls: 66 % aller Engländer würden gerne Zuhause sterben, was aber nur bei 43 % der Fall ist.

Sogenannte Wearables machen es heute möglich, kontinuierlich und unkompliziert Körper- und Bewegungsdaten zu erfassen, deren Auswertung zur

Prävention beitragen könnte. Auf vielen Smartphones sind Gesundheitsapps installiert, die Bewegungsart, -dauer, und -intensität erfassen, speichern und auswerten. Apps erinnern die Nutzer daran sich regelmäßig zu bewegen, leiten sie an oder verteilen Lob für bestandene Herausforderungen. Dies geschieht meistens im Zusammenspiel mit Sensoren, etwa zur Messung der Pulssequenz. Auch Waagen und Blutdruckmessgeräte verfügen häufig über Internetschnittstellen. Mit relativ günstigen Geräten können – wenngleich mit fragwürdiger Genauigkeit – Biomarker wie Gewicht, Blutdruck, Schlafdauer, Puls, Herzschlagvariabilität, Sauerstoffsättigung des Blutes und Blutzucker erfasst werden. Dazu kommen Ernährungsapps, Medikationsplaner, Suchtverhaltens- und Schwangerschaftsmonitoring oder im Fitnessbereich die Möglichkeit, die Sauerstoffversorgung der Muskulatur zu erfassen. All diese Daten können über Webportale zum Vergleich mit anderen geteilt werden, um sich motivieren zu lassen oder Erklärungen zu erhalten. Neben Anwendungen, die der Selbstüberwachung dienen, gibt es Apps und Websites, die über Krankheiten, Präventionsmaßnahmen und Therapieformen informieren. Die Qualität von Gesundheitsapps und Websites variiert stark. Neben Websites, die von Krankenkassen, Fachgesellschaften und Universitäten betrieben werden, gibt es eine Unzahl an offen oder verdeckt kommerziell orientierten Websites. Es ist oft nicht einfach zu erkennen, wer mit welchen Interessen hinter einem Webangebot steht: Es gilt, eine enorme Informationsflut zu bewältigen. Die Fähigkeit, Internetquellen kritisch beurteilen zu können, gewinnt an Bedeutung. Einerseits ist zu begrüßen, dass Laien heute eine Informationsmenge zur Verfügung steht, über die vor Jahren noch nicht einmal Fachleute verfügten. Aber wie gehen Laien mit dieser Informationsfülle um? Die Deprofessionalisierung des Gesundheitsbereichs durch den Eintritt neuer Akteure sorgt zum einen dafür, dass professionelle Akteure eine Lotsenfunktion einnehmen, zum anderen aber auch, dass ihre Autorität angezweifelt wird.

Schauen wir noch auf einen Bereich, der die Transzendierung des bestehenden Feldes des Gesundheitswesens quasi zum Programm erhebt: Unter dem Stichwort „Präzisionsmedizin" wird eine datenbasierte und personenzentrierte Medizin verstanden, die leibliches Wohlbefinden und physiologische Stabilität garantieren soll. Sowohl physiologische Zustände als auch die Lebensweise sollen eine Überwachung erfahren und minimale Eingriffe oder medikamentöse Maßnahmen uns gesund erhalten. Lebensdaten sollen zur permanenten Auswertung in eine persönliche Datenwolke abgegeben werden. Die physiologische Sphäre wird dabei transzendiert. Präzisionsmedizin berücksichtigt Umweltdaten und analysiert die Lebensweise, um einen Raum für ein gesundes Leben oder die Genesung zu schaffen. Die Idee steht für ein Gesundheitsverständnis, das Gesundheit aus Messungen, Datenauswertungen und Regulierungsweisen ableitet, die über körperliche Zustände hinausreichen. Wohlbefinden ist entsprechend Ergebnis eines Kalküls.

Daten können aber nicht nur gebraucht, sondern auch missbraucht werden, sie können etwa im Rahmen eines Hackerangriffs entwendet werden. Auch führt Digitalisierung zu neuen Abhängigkeiten. Ein hochgradig vernetztes Gesundheitswesen ist vom steten Datenfluss abhängig. Netzwerkausfälle und Störungen der Krankenhaus- oder Praxis-IT können genauso fatale Folgen haben wie ein Stromausfall. Im Jahr 2016 musste in einem Neusser Krankenhaus die gesamte IT wegen eines Virusbefalls heruntergefahren werden. Operationen mussten verschoben werden. Bei dem Virus handelte es sich um eine Erpressersoftware, die alle im Netzwerk erreichbaren Daten verschlüsselte.

Unter bestimmten technischen und rechtlichen Bedingungen kann durch Anonymisierungsverfahren ein Schutz persönlicher Daten, die zu statistischen wissenschaftlichen Zwecken erhoben werden, ermöglicht bzw. eine Deanonymisierung erschwert werden. Solche Verfahren greifen nicht in der konkreten medizinischen Praxis, in der es darauf ankommt, dass Vitaldaten in ihren konkreten Relationen erhalten bleiben, da nur so Einsicht in physiologische Zustände gewonnen werden kann. Durch die Digitalisierung und Vernetzung aller Bereiche des Gesundheitswesens ist ein effizienter Datenschutz jedoch nur schwer zu erreichen. Die einem Datensatz zugrunde liegende Person bleibt identifizierbar. Wenn medizinische Daten verstärkt zirkulieren, ist die Sicherheitsarchitektur der vernetzten Systeme vor neue Herausforderungen gestellt. Wann sind nun durch Datenverarbeitung und -weitergabe im Gesundheitswesen Persönlichkeitsrechte gefährdet? Wir müssen zur Kenntnis nehmen, dass es durch die zunehmende Nutzung von „Wearables" die Möglichkeit gibt, persönliche Vitaldaten sowie Daten über die persönliche Lebensweise jenseits eines engeren medizinischen Gebrauchs für Zwecke der Optimierung der Leistungsfähigkeit zu nutzen. Damit werden Daten aber meist auch für die

Produktanbieter zugänglich, die damit kommerzielle Interessen verfolgen können. Es stellt sich die Frage, ob sich über Wearables und privat genutzte Vitaldatenmess- und Verarbeitungsgeräte ein medizinisch unkontrolliertes „paralleles Gesundheitswesen" entwickelt, das den Nutzer vermehrt kommerziellen Interessen einer kaum kontrollierten „Gesundheitsindustrie" aussetzt.

3 Wie wandeln sich Gesundheitsvorstellungen unter der Perspektive der digitalen Transformation?

Etymologisch verweist der deutsche Begriff der Gesundheit auf ein besonderes Vermögen, das den jagenden und kriegerischen Mann auszeichnet. Der Gesunde ist nicht nur überlebensfähig, er hat auch die Fähigkeit über das Überlebensnotwendige hinaus kraft seiner physischen Stärke Macht über andere zu demonstrieren. Es geht also um besondere Potentiale, über die nicht jeder verfügt.

Bis zum heutigen Tag wird Gesundheit im Sinne von Überlebenstüchtigkeit gedeutet. Krankheit, Schwäche und Alterung werden dabei eng miteinander verknüpft. Die Überlebenschancen eines Tieres schwinden, wenn Zähne ausfallen, wenn es als jagendes oder gejagtes Tier nicht mehr schnell agieren kann. Auf den Menschen, der ein indirektes Verhältnis zur Natur hat bzw. im Sinne Plessners durch vermittelte Unmittelbarkeit gekennzeichnet ist, lassen sich solche Gesundheitsvorstellungen nicht übertragen. Überlebensfähig ist nicht nur der physisch starke und psychisch ungehemmte Mensch, sondern vor allem derjenige, der in seine Kultur und Gemeinschaft gut integriert ist. Überlebensfähig und gesund ist auch, wer körperliche Defizite durch geistige und soziale Fähigkeiten zu kompensieren vermag. Gesundheitsvorstellungen lassen sich also nicht auf körperliches Vermögen reduzieren. Was Gesundheit bedeutet, hat offenbar etwas mit besonderen Relationen zur Lebenssphäre und gesellschaftlichen Präferenzen zu tun. Wir sind gesund im Hinblick auf die Bewältigung von Lebensproblemen, die uns in einer bestimmten Umwelt und Gemeinschaft gestellt werden.

Bereits die frühe griechische Medizin bringt in den Blick, was für das moderne Gesundheitsverständnis von Bedeutung ist. Die Pythagoreer entwickelten im 6. Jh. vor Chr. die Idee, dass ein gutes und gesundes Leben aus dem Einklang mit den kosmischen Verhältnissen resultiert. Für Hippokrates artikuliert sich Krankheit in einer Störung von Gleichgewicht und Harmonie. Die ärztliche Kunst bestand in deren Wiederherstellung. Bereits die Antike versucht das Somatische zu transzendieren. Gesundheit besteht nicht nur in der Harmonie zwischen Körpersäften, -organen und sinnlichen Vermögen, sondern zwischen leibseelischer Einheit und naturaler und sozialer Umwelt.

Der Gesundheitsbegriff kann so erweitert werden, dass er alles und nichts bezeichnet, wie in der Definition der WHO: „Die Gesundheit ist ein Zustand des vollständigen körperlichen, geistigen und sozialen Wohlergehens und nicht nur das Fehlen von Krankheit oder Gebrechen" (WHO 1946). Es handelt sich hier weniger um eine Definition, als um die Beschwörung paradiesischer Visionen, in der Alterungsprozesse aufgehoben und ein Zustand vollkommenen Wohlergehens erreicht ist. Dennoch trifft diese Beschwörung Wesentliches. Gesundheit hat etwas mit sozialer Einbettung und Bewertung zu tun und weist eine kulturelle Disposition auf. „Was gesund und was krank im allgemeinen bedeute", schreibt Karl Jaspers, „darüber zerbricht sich der Mediziner am wenigsten den Kopf. Er hat es wissenschaftlich mit mannigfachen Lebensvorgängen (…) zu tun. Was krank im Allgemeinen sei, das hängt weniger vom Urteil der Ärzte, als vom Urteil der Patienten ab und von den herrschenden Auffassungen der jeweiligen Kulturkreise." (Jaspers 1959, S. 652).

Gesundheit artikuliert sich nicht nur in Leriches „Schweigen der Organe", sondern auch im Empfinden einer uneingeschränkten Wirkfähigkeit, die im Altern verloren geht. Wir können durch Training, Medikation etc. diesen Verlust hinauszögern, aber nicht verhindern. Im sog. Enhancement sollen durch technische bzw. biotechnische Aufrüstung diese Verluste nicht nur verzögert, sondern in Bezug auf Einzelvermögen umgekehrt, bestehende Potentiale also verbessert werden. Ein 50-Jähriger etwa soll orthopädisch nicht auf der Stufe eines durchschnittlichen 50-Jährigen stehen bleiben, sondern durch intelligente Prothesen wieder die Stufe eines 40-Jährigen erlangen.

Wir reden von Erkrankung, wenn es zu physiologischen Normabweichungen kommt. Gesundheit besteht dann darin, dass Normen nicht wesentlich unter- oder überschritten werden. Normen sind aber keine Tatsachen, sondern Festlegungen. Physiologische Befunde werden in Relationen zu gesellschaftlichen bzw. kulturellen Erwartungen gesetzt. Talcott Parsons stellt fest, dass Gesundheit der Zustand sei, der es einem Individuum erlaube, seine Rollen und Aufgaben, für die es sozialisiert worden ist, optimal zu erfüllen.

Gesundheitsvorstellungen haben subjektive und objektive Anteile und sind in einer Relation zu Aufgaben und Rollen zu sehen. Kulturelle und gesellschaftliche Erwartungen wandeln sich mit der Digitalisierung aller Lebensbereiche. Auch unsere Gesundheitsvorstellungen wandeln sich dahingehend, dass die Grenzen zwischen gesund und krank fließend werden. Der überwachte Körper steht unter ständigem Verdacht, nicht mehr leistungsfähig zu sein und nur noch eingeschränkt zu funktionieren. Die kontrollierte Lebensweise entspricht dem puritanischen Grundzug der modernen Leistungsgesellschaft, schließt aber unter dem Schlagwort Wellness auch Lustoptionen ein. Mit der Digitalisierung findet eine Entleiblichung statt. Der Leib als naturalisiertes Kulturstück bzw. kultiviertes Naturstück, das in der Ersten-Person-Perspektive, jedoch historisch disponiert, erfahren wird, soll einer Dritten-Person-Perspektive zugänglich gemacht, also in objektivierbare Körperfunktionen und -repräsentate transformiert werden. So kann Gesundheit eine berechenbare Größe werden und es neue Möglichkeiten des Körperdesigns geben, die sich an Datenanalysen anmessen. Digitalisierung eröffnet Möglichkeiten, das ganze Leben als Gegenstand gesundheitspolitischer Maßnahmen zu begreifen.

Man wird in einem Gesundheitswesen, das sich von einem System subsidiärer Unterstützung in eines der Dienstleistung wandelt und nur noch dem uneingeschränkt Hilfe gewährt, der den gesellschaftlich erforderlichen Präventionsverpflichtungen nachkommt, damit zu rechnen haben, dass Abweichungen von gängigen Gesundheitsvorstellungen mit Schuld konnotiert werden. Krankheit ist dann schlichtweg ein Wartungsversäumnis.

Das Harmonieideal, das sich in Diskussionen über eine „Work-Life-Balance" äußert, erweist sich als verschleierte Diskussion über unsere Leistungsfähigkeit. Das artikulierte Harmonieideal dient der optimalen Ausfüllung einer Rolle.

Harmonie heißt, seine Leistungsfähigkeit bei subjektivem Wohlbefinden zu erhalten bzw. zu steigern. Mit der Idee der Optimierung körperlicher und psychischer Potentiale rückt eine ökonomische Kategorie ins Zentrum des Gesundheitsverständnisses.

Die „Vermessung" des Körpers geht einher mit der Idee einer bio- und informationstechnologischen Aufrüstung des Körpers. Wir können von einer korrelativen Entwicklung sprechen. Intelligente Implantate und Prothesen, die auch eine extrakorporale Steuerung erfahren können, führen zur verstärkten Anmessung des Gesundheitsverständnisses an technische bzw. ökonomische Kategorien wie Funktionalität und Effizienz. Apparative Stimulierungen und Regulierungen unseres Körpers werden unsere Leiberfahrung begleiten. Das Anwachsen automatisierter Interaktionsprozesse wird angesichts wachsender Komplexitäten unvermeidbar, aber auch unvermeidbar mit Entmündigungen verbunden sein. Wir werden gezwungen sein, notwendige Interaktionen an Assistenzsysteme abzugeben, die intra- als auch extrakorporal agieren können. Normalität wird verstärkt an technischen Abläufen gemessen und eine Synchronisierung von intra- und extrakorporalen Abläufen angestrebt werden.

Es ist wahrscheinlich, dass wir von Systemen, die unsere Körperfunktionen überwachen, Hinweise auf Störungen bekommen; denkbar ist auch, dass Mitteilungen direkt an Spezialisten gehen oder an extrakorporale Steuersysteme, die die Störung beheben, bevor wir sie bemerken und bevor sie schwerwiegende Folgen zeitigt. Der Leib wird uns möglicherweise „äußerlich" werden. Das, was ihn bisher auszeichnete, seine geschichtliche Disposition und intuitive Zugänglichkeit, werden von außen zugänglich und beeinflussbar werden, und wir werden nicht mehr Herr im eigenen Haus sein. Die Medizin wird als Body-Engineering zu verstehen sein, das eine hohe technische Spezialisierung verlangt.

4 Mögliche Konsequenzen der Transformation

Der Arzt wird zum Vermittler zwischen den Ergebnisbefunden und dem Patienten. Die informatischen Anteile am Berufsbild des Arztes werden steigen. Die ärztliche Praxis wird mittelbarer, d.h. auch abstrakter werden. Wie im OP der Anteil der Unterstützung durch robotische Systeme und Überwachungssysteme steigen wird, so wird die informatische Disposition der ärztlichen Praxis ansteigen. Mit der Automatisierung informatischer Systeme und deren Koppelung mit selbständig agierenden robotischen Systemen findet eine Einschränkung der ärztlichen Entscheidungskompetenz statt. Der Arzt wird nur mit hohen Risiken gegen die Datenlage und die Behandlungsvorschläge des Systems handeln können. In Zeiten der Präventionsmedizin stehen weniger Krankheitsbefunde im Fokus als errechnete Tendenzen des „noch" gesunden Körpers. Der Arzt wird mehr der Wartung des menschlichen Körpers dienen als der Heilung akuter Erkrankungen. Die Erkrankung soll zur Ausnahme der ärztlichen Praxis werden. Der Arzt nutzt Apparaturen, die unsere körperliche Existenz begleiten, um unsere Vitalwerte zu beobachten und prophylaktische Maßnahmen zur Krankheitsvermeidung einzuleiten. Neben medikamentösen Maßnahmen sind bei einem mit intelligenten Implantaten ausgestatteten Körper auch äußerliche Eingriffe denkbar, die Biorhythmen ändern oder geeignet sind Anpassungsmaßnahmen an veränderte Lebensbedingungen vorzunehmen. Der Arzt wird ein wichtiges Moment des Gesundheitswesens bleiben, die ärztliche Verantwortung wird jedoch geteilt werden mit denen, die für die Funktionalität der Technologien zuständig sind. Selbst die Bewertung der Daten ist dem Arzt nicht alleine vorbehalten. Systeme werden Vorentscheidungen treffen. Der Vorteil ist, dass unerfahrene Ärzte mithilfe unterstützender Systeme weniger Fehlurteile machen werden, der Nachteil, dass der erfahrene, die Datenlage transzendierende Arzt, der um die Schwächen des Systems, der Kollegen sowie die Besonderheiten der Ausstattung des OPs bzw. der Praxis, aber auch der Befindlichkeit des Patienten weiß, an Freiheiten Einbußen erfahren wird.

Der institutionelle Rahmen des Gesundheitswesens wird nach wie vor von Krankenkassen, Stände- und Interessenvertretungen, aber auch von biopolitischen Maßnahmen bestimmt. Die Idee einer Solidargemeinschaft wird unter der fortschreitenden Kostensteigerung weiter ins Hintertreffen geraten. Im Fokus der Gesundheitspolitik steht, die Kosten des Gesundheitswesens für die Gesellschaft finanzierbar zu halten. Einerseits erhofft man sich, mit Hilfe der Digitalisierung Personalaufwendungen beschränken zu können, gleichzeitig findet aber eine Vernetzung des Gesundheitswesens mit außermedizinischen Feldern statt.

Die Lebensstilüberwachung führt dazu, dass das gesamte Leben zu einem Trainingsplan wird. Mit jeder Messung verknüpft sind direkte oder indirekte Aufforderungen Bewegungsintensität zu steigern oder die Ernährung zu kontrollieren. Die Frage ist, ob sich ein individueller Gebrauch digitaler Techniken durchhalten lässt, schließlich sind viele Analyseangebote von der Weitergabe von Vitaldaten abhängig. Die Interessen der Hersteller von „Vermessungstechniken" schließen die Datengenerierung in ihre Geschäftsmodelle ein. Die Erweiterung des Gesundheitswesens auf nichtmedizinische Felder soll Erkrankungskosten reduzieren, zugleich impliziert die Ausweitung aber auch neue Kosten.

Die Tatsache, dass die Entwickung des Gesundheitssystems unter ökonomischen Präferenzen steht, schließt die Erfassung des menschlichen Körpers als ökonomische Ressource ein, die zur Erhaltung sozialer Aufgaben, der allgemeinen Wirtschaftskraft und der gesamtstaatlichen Funktionalität benötigt wird. Das Wohlergehen des Individuums muss sich in utilitaristischer Manier quantifizieren lassen. Die Verdatung körperlicher Prozesse geht einher mit dem Eindringen technisch-ökonomischer Normierungen ins Körperinnere durch intelligente Implantate. Es findet eine Anpassung des menschlichen Körpers an allgemeine Normierungen statt. Er wird kompatibel gemacht mit gesellschaftlichen Erwartungen. Ein harmonisches Ineinandergreifen individueller und allgemeiner Interessen wird angestrebt. Das Individuum wird als Typus gefasst und in rationale Ansprüche der Gesellschaft eingebunden. Die Überwachung, Steuerung und Wartung der eigenen „Körpermaschine" kann längerfristig auch von intelligenten Systemen übernommen werden, die alles zum Besten dieser Maschine und ihrer kompatiblen Begehren einrichten. Wenn intelligente Systeme über mich und mein Wohlbefinden wachen und mich auf allgemeine Bedürfnisse einstellen, dann ist mit einer „Einmoderierung" meiner Bedürfnisse und einer Verknappung von Wahlmöglichkeiten zu rechnen. Die Metaphysik, die hinter der digitalen Transformation des Gesundheitswesens steht, hat ein Potential zur Entmündigung. Damit findet ein Gedanke seine Fortführung, den Adorno und Horkheimer in ihrer „Dialektik der Aufklärung" formuliert haben, nämlich, dass das Individuum unter die Walze einer instrumentellen Vernunft geraten kann, die zwar ein hohes Maß an Gleichheit schafft, Besonderheit aber einebnet. Besonderheit wäre hier Ausdruck einer zu behebenden Störung.

Schauen wir auf die Auswirkungen der Transformation für unser Selbst- und Gesellschaftsverständnis? Krankheit wird infolge institutioneller Normierungen typologisch gefasst. Leidenserfahrungen lassen sich aber nicht ohne weiteres typisieren, wenngleich sie typologische Anteile haben. Physische Abweichungen allein schaffen noch keine Leiden. Diese entstehen auch durch soziale Erwartungen. Gesundheit wird zwar wesentlich über institutionelle Normierungen definiert, artikuliert sich aber in einer subjektiven Befindlichkeit. Empfunden wird nichts Typologisches, sondern etwas Besonderes und Eigenes, das wie der eigene Tod nicht geteilt werden kann. Die Erfahrung von Gesundheit und Krankheit ist individuell, wobei allgemeine Normierungen als Folie des Selbstempfindens eine Rolle spielen.

Ermächtigung durch Digitalisierung findet statt, wenn der eigene Leib in die Verfügbarkeit des Menschen gerät und zum Ausdruck menschlicher Freiheit wird. Entmündigung findet statt, wenn die technologischen Bedingungen der Ermächtigung sich einer individuellen Steuerung entziehen.

Zuletzt gibt es Grenzen der technischen Kompetenz des Arztes, die nur durch eine Kooperation mit Informationsspezialisten kompensiert werden kann. Wir müssen uns auf veränderte Bedingungen der medizinischen Praxis einstellen. Die Kritik an den vom System errechneten Ergebnissen kommt aber immer zu spät, wenn das System mit Aktoren gekoppelt ist, die unmittelbar auf Analysate reagieren.

Wissensbasierte Systeme können den ärztlichen Handlungsspielraum einschränken, verringern aber auch Unsicherheiten, was die Aussicht erhöht, dass ärztliches Handeln erfolgreich ist. Dennoch besteht eine Dialektik von Entlastung und Entmündigung, wenn Handlungsalternativen durch die Systemnutzung ausgeblendet werden und Krisenrinterventionskompetenz bei ungewöhnlichen Krankheitsverläufen nicht mehr zur Verfügung steht.

Im OP sind chirurgische Handlungen immer häufiger eingebunden in intelligente Handlungsumgebungen. In einem strengen Sinne kann dem Chirurgen in intelligenten Umgebungen kein auktoriales Handeln mehr zugeschrieben werden. Menschliche Entscheidungskompetenz wird zunehmend an Systeme delegiert werden, die vermeintlich unvoreingenommener und objektiver entscheiden. Der Arzt mag juristisch gesehen die letzte Verantwortungsinstanz des medizinischen Geschehens sein, in einem analytischen Sinne ist er nur noch ‚eine' Entscheidungsinstanz in einem Verbund von Mensch und System. Medizinische Verantwortung wird zuletzt vermehrt auf die jeweilige medizinische Institution übertragen, die sich durch eine entsprechende apparative und personale Ausstattung und deren Zusammenspiel bewähren muss.

Die kritische Beurteilung der Analysate bleibt aber Geschäft des Arztes. Er wird mehr denn je sein kritisch-unterscheidendes Vermögen ausbilden und über informatische Kompetenzen verfügen müssen, um die Leistungsfähigkeit der ihn entlastenden und unterstützenden, aber auch steuernden Systeme kritisch begleiten zu können. Der allzu technikgläubige Arzt wird ersetzbar, der Arzt als kritischer Begleiter der technischen Unterstützung für den Patienten unverzichtbar sein.

5 Literatur

Jaspers, K. (1959): Allgemeine Psychopathologie. 7., unveränderte Aufl. Berlin, Heidelberg: Springer Verlag.

WHO (1946): Verfassung der Weltgesundheitsorganisation. (Online) http://www.admin.ch/ch/d/sr/i8/0.810.1.de.pdf. (22.10.2018).

Autoren/Herausgeber

Autoren

Heike Arend, M.A.

Geschäftsführerin Zukunftsinitiative Rheinland-Pfalz (ZIRP).

Prof.in Dr.in Helma M. Bleses

Hochschule Fulda – University of Applied Sciences, Fachbereich Pflege und Gesundheit.

Prof. Dr. Michael Brucksch, Dipl. Ing.

CEO, DHI – Deutsches Hochschul-Institut.

Emilio Fioranelli, M.Sc. Health Care Management

Medizincontroller am Pfalzklinikum Klingenmünster für Psychiatrie und Neurologie AdöR.

Prof. Dr. Heinrich Hanika

Professor für Wirtschaftsrecht und Recht der Europäischen Union, Fachbereich I, Hochschule für Wirtschaft und Gesellschaft Ludwigshafen am Rhein.

Dr. Volkhardt Klein

Senior Expert Insurance, SAP Deutschland SE & Co. KG.

Dr.in Martina Niemeyer

Vorstandsvorsitzende der AOK- Die Gesundheitskasse in Rheinland-Pfalz/Saarland.

Prof. Dr. Klaus Wiegerling

KIT Karlsruher Institut für Technologie, Institut für Technikfolgenabschätzung und Systemanalyse (ITAS).

Niels Will

Gesundheitswissenschaftler, in Vertretung von Prof. Dr. Frank Kirchner, Universität Bremen, Deutsches Forschungszentrum für Künstliche Intelligenz GmbH (DFKI), Robotics Innovation Center.

Herausgeber der Schriftenreihe

Prof. Dr. rer. pol. Manfred Erbsland

Manfred Erbsland studierte Volkswirtschaftslehre, Ökonometrie und Statistik an der Universität Mannheim: Abschluss Diplom-Volkswirt. Nach der Promotion an der Universität Mannheim wechselte er an das Zentrum für Europäische Wirtschaftsforschung in Mannheim. Von September 1998 bis Januar 2003 war er Professor für Volkswirtschaftslehre, Ökonometrie und Statistik an der Hochschule Neubrandenburg. Seit Februar 2003 ist er Professor für Gesundheitsökonomie und Gesundheitspolitik am Fachbereich Management, Controlling, HealthCare der Hochschule für Wirtschaft und Gesellschaft Ludwigshafen. Die Forschungsschwerpunkte von Manfred Erbsland sind: Demografische Entwicklung und die Auswirkungen auf die sozialen Sicherungssysteme, Gesundheitsökonomie sowie angewandte Ökonometrie und Statistik.

Prof.[in] Dr. rer. pol. Eveline Häusler

Eveline Häusler studierte Betriebswirtschaftslehre an den Universitäten Passau und Mannheim mit dem Abschluss Diplom-Kauffrau. Promotion an der Universität Mannheim. Seit 2001 Professorin für Management und Controlling im Gesundheitsbereich am Fachbereich Management, Controlling, HealthCare der Hochschule für Wirtschaft und Gesellschaft Ludwigshafen. Zuvor berufliche Tätigkeit in einer Landeskrankenhausgesellschaft und als Verwaltungsdirektorin eines Krankenhauses. Als Initiatorin und wissenschaftliche Leiterin der Gesundheitsökonomischen Gespräche an der Hochschule für Wirtschaft und Gesellschaft Ludwigshafen will sie den Austausch zwischen Gesundheitswesenpraxis und Hochschule fördern. Die Interessenschwerpunkte liegen in den Bereichen Management von Krankenhäusern, Krankenkasse und Integrierten Versorgungsanbietern, ethischen Fragen sowie Internationalisierung im Gesundheitsbereich.

Herausgeber des Bandes

Prof. Dr. Heinrich Hanika

Heinrich Hanika studierte Rechtswissenschaften und Volkswirtschaftslehre an den Universitäten Erlangen-Nürnberg sowie Würzburg. Den juristischen Vorbereitungsdienst des Freistaates Bayerns schloss er mit der 1. und 2. Juristischen Staatsprüfung in Würzburg und München als Volljurist mit der Befähigung zum Richteramt ab. Promotion an der Universität Linz. Seit 2000 Professor für Wirtschaftsrecht und Recht der Europäischen Union an der Hochschule für Wirtschaft und Gesellschaft Ludwigshafen. Zuvor berufliche Tätigkeiten als Rechtsanwalt, Geschäftsführer sowie Justitiar. Die Forschungsschwerpunkte von Heinrich Hanika sind u.a.: Europarecht, Digital Law, Heilberufe- und Kammerrecht, Gesundheits-, Medizin- und Pflegerecht, Datenschutz- und Informationssicherheitsrecht in der Gesundheitswirtschaft.

MIX
Papier aus verantwortungsvollen Quellen
Paper from responsible sources
FSC® C105338

Printed by Libri Plureos GmbH
in Hamburg, Germany